AF476650

LABORATOIRE D'ANATOMIE GÉNÉRALE DE LA FACULTÉ DE MÉDECINE DE LYON

PROCESSUS HISTOLOGIQUE

DE

L'ŒDÈME PULMONAIRE

D'ORIGINE CARDIAQUE

PAR

LE Dr JULES HONNORAT

Préparateur d'Anatomie générale à la Faculté de Médecine
Ex-Interne des Hôpitaux de Lyon
Et de la Clinique d'accouchements

PARIS
LIBRAIRIE J.-B. BAILLIÈRE ET FILS
19, RUE HAUTEFEUILLE, 19

1887

PROCESSUS HISTOLOGIQUE

DE

L'ŒDÈME PULMONAIRE

D'ORIGINE CARDIAQUE

LABORATOIRE D'ANATOMIE GÉNÉRALE DE LA FACULTÉ DE MÉDECINE DE LYON

PROCESSUS HISTOLOGIQUE

DE

L'ŒDÈME PULMONAIRE

D'ORIGINE CARDIAQUE

PAR

LE Dr JULES HONNORAT

Préparateur d'Anatomie générale à la Faculté de Médecine
Ex-Interne des Hôpitaux de Lyon
Et de la Clinique d'accouchements

LYON
TYPOGRAPHIE ET LITHOGRAPHIE J. GALLET
2, rue de la Poulaillerie, 2.

1887

PROCESSUS HISTOLOGIQUE

DE

L'ŒDÈME PULMONAIRE

D'ORIGINE CARDIAQUE

INTRODUCTION

Je me propose de poursuivre et d'exposer, dans ce mémoire, le processus histologique de l'œdème pulmonaire d'origine cardiaque. L'œdème est l'un des processus généraux qui, en anatomie pathologique générale, ont été le mieux étudiés; mais aussi l'un de ceux qui, dans chaque tissu et dans chaque organe pris en particulier, montrent les modalités les plus nombreuses. L'œdème étant défini : le passage dans les espaces interorganiques de la sérosité albumineuse mais non coagulable du plasma sanguin et des globules blancs en nombre toujours plus ou moins considérable, on conçoit que cette transsudation qui le constitue, et la diapédèse variable dans sa mesure qui se produit en même temps, créent dans les différents tissus et dans les différents organes des lésions essentiellement diverses. On peut dire que la constitution d'un œdème, en tant que lésion matérielle, est avant tout fonction de la forme et de la disposition des espaces interorganiques au sein du tissu intéressé. Voilà une première cause de variation, il en est d'autres. Dans un organe ou dans un tissu, l'œdème ne vaut pas simplement par la place qu'il tient, ni même jusqu'à un certain point par les lésions immédiates qu'il a produites en s'effectuant. Si le traumatisme initial est d'une importance variable, suivant les éléments plus ou moins vulnérables ou plus ou moins nécessaires au fonctionnement qu'il a modifiés : une fois produit, il sollicite, à la façon de toute cause morbigène dont l'action est matérielle, une réaction à l'encontre de lui-même. Or, les organes et les tissus possèdent des aptitudes réactionnelles toutes différentes, et ces aptitudes dépendent elles-mêmes de la façon dont les éléments des tissus sont capables d'évoluer pour se défendre.

Considérons l'œdème dans les mailles du tissu connectif lâche, par exemple : son action est bien connue. En se produisant, il a rompu les prolongements anastomotiques des cellules fixes; celles-ci sont revenues sur elles-mêmes, en s'écrasant pour ainsi dire, et en exprimant sous formes de gouttelettes la portion liquide, l'*enchylème* de leur protoplasma. La cellule paraît alors comme une plaque grenue, semée de gouttelettes réfringentes, qui, au bout de quelques jours, se transformeront en gouttelettes de graisse par une évolution qui leur est propre. Que l'œdème vienne à cesser d'exister, la cellule connective modifiée, parfois même ayant donné naissance à d'autres cellules jeunes en vertu de l'irritation formative mise en train par le traumatisme qu'elle a éprouvé, reprendra sa constitution première ; et peu après toute trace aura disparu de cette lésion en apparence énorme qui avait développé les espaces du tissu connectif, rompu le réseau de ses cellules fixes et oblitéré pour un instant les voies de la nutrition. Mais dans le tissu conjonctif lâche lui-même, l'œdème agissant sur les pelotons adipeux, groupés suivant la loi de Flemming autour des vaisseaux, aura fait à leur endroit des lésions tout autres, évoluant aussi autrement, et développant en eux des réactions tout à fait différentes. Les vésicules adipeuses disposées en pelotons sont liées par leurs vaisseaux qui les entourent au moins chacune d'un équateur et d'un méridien de capillaires. L'inondation séreuse ne pourra donc pas développer les espaces intercellulaires. Dans les intervalles des cellules, les globules blancs de l'exsudat s'introduiront seuls et formeront autour de chaque vésicule adipeuse, d'abord un collier, puis une bande de grains dont chacun est formé par une cellule lymphatique. L'irritation formative aura pour résultat, si l'œdème est soutenu quelque temps, de multiplier les noyaux de la masse de protoplasma disposée autour du globe graisseux central. En même temps ce dernier subira une sorte de résorption et diminuera d'étendue jusqu'à disparaître parfois entièrement. Ainsi, l'œdème agit tout différemment sur deux cellules fixes d'un même tissu, dont l'une est demeurée une cellule du tissu conjonctif ordinaire, tandis que l'autre est devenue une cellule adipeuse. Ce simple exemple montre combien le processus de l'œdème est subordonné à la constitution des tissus au sein desquels la transsudation s'opère, et combien il acquerra des allures particulières et pour ainsi dire individuelles en passant d'un tissu ou d'un organe à l'autre.

Le premier problème que suscite l'étude de l'œdème du poumon est donc de savoir :

1° Quelles sont les conditions dans lesquelles il se produira au sein de l'organe ; quels sont les espaces qu'il y développera; bref, la place qu'il y pourra prendre ;

2° Il faut savoir quels effets traumatiques il y produira ; quelles seront les *lésions immédiates* corrélatives à l'inondation séreuse ;

3° Enfin, il convient de déterminer quelles sont les *aptitudes réactionnelles* des éléments constitutifs du parenchyme pulmonaire modifiés traumatiquement par l'œdème. Le parenchyme du poumon est un tissu très complexe, où sont réunis des éléments dont l'origine blastodermique est différente, et qui possèdent chacun une série de qualités dont la valeur, au point de vue de l'évolution et de la réaction, doit être déterminée, si l'on veut établir le sens précis des transformations d'éléments et des édifications nouvelles que l'acte initial de l'œdème va mettre en mouvement et comme développer en séries.

Nous commencerons donc cette étude par l'exposé des principales aptitudes évolutives et réactionnelles des éléments entrant dans la constitution du parenchyme pulmonaire.

Ce n'est pas tout Nous nous proposons ici, non pas l'étude de l'œdème pulmonaire en général, mais bien celle de l'œdème d'origine cardiaque. C'est pourquoi, après avoir décrit ce que l'on peut considérer comme le type majeur de l'œdème du poumon, c'est-à-dire l'œdème aigu congestif, nous comparerons à ce type l'œdème particulier aux affections cardiaques. Nous verrons cet œdème procéder non pas d'un coup, mais, lorsque ses conditions d'existence auront été établies par la stase devenue persistante dans l'oreillette gauche, se montrer d'abord à l'état rudimentaire (œdème latent), puis parcourir ensuite une série d'étapes le conduisant à la chronicité. Une fois établi à demeure, avec les caractères qui lui sont propres, il va maintenant déterminer la série des réactions que commande, dans tout organe et dans tout tissu, l'œdème, quelle que soit sa cause et pourvu qu'il soit soutenu.

On sait que depuis que la loi de l'influence de l'œdème chronique sur la production de la sclérose du tissu dont il occupe les espaces interorganiques a été établie par M. le professeur Renaut pour le cas particulier du tissu conjonctif modelé, constituant le derme cutané (1), cette même loi, poursuivie dans une série d'organes, s'est toujours trouvée vérifiée. A notre tour, nous poserons le problème pour le cas de l'œdème pulmonaire d'origine cardiaque, et nous verrons quels sont les caractères particuliers de son application dans ce cas au parenchyme pulmonaire.

Deux termes du problème de l'évolution des lésions pulmonaires d'origine cardiaque ont été jusqu'ici

(1) Thèse : *Contribution à l'étude anatomique et clinique de l'érysipèle et des œdèmes de la peau*, Thèse de Paris, 1874.

seulement posés. Ce sont les deux termes extrêmes : 1° l'œdème du poumon transitoire ou persistant et dont on connaît bien surtout les signes cliniques ; 2° la sclérose du poumon, dont l'anatomie pathologique est à peine ébauchée, mais dont les rapports avec les cardiopathies chroniques commencent déjà à être connus. Entre ces deux termes viennent s'en placer d'autres : l'induration brune, les îlots broncho-pneumoniques, les hémorrhagies incomplètes allant de la transsudation sanguine simplement diapédétique à l'hémorrhagie intra-alvéolaire vraie, indépendante de toute oblitération vasculaire. Comment toutes ces lésions doivent-elles être placées en série par rapport à l'œdème qui ouvre et à la sclérose qui termine la scène ? Quel lien génétique, s'il en existe un, ont-elles entre elles et avec l'œdème d'une part et la sclérose de l'autre ? Dans quel ordre se succèdent-elles ?

Il est enfin un dernier problème que l'on doit poser : Quel est, sur le trophisme général, sur la fonction respiratoire considérée dans son ensemble, l'influence qu'entraînent les lésions progressives et continues des poumons que nous allons voir se développer à partir du moment où, de par la stase devenue persistante, le processus de l'œdème soutenu s'est établi à demeure. La clinique, à ce point de vue, a relevé des modifications profondes; nous aurons à nous demander quelle est la part qu'on est en droit d'attribuer aux lésions pulmonaires dans ces mêmes modifications.

Quand nous aurons rempli ce programme, mais seulement alors, nous aurons achevé la tâche que nous nous étions imposée, c'est-à-dire celle d'étudier l'œdème pulmonaire d'origine cardiaque, dans son origine, dans son évolution, dans ses effets sur le parenchyme pulmonaire et sur l'organisme entier. Nous aurons en effet établi dans ses grandes lignes le processus de l'œdème pulmonaire d'origine cardiaque, puisque d'ores et déjà nous pouvons énoncer cette loi, que tout œdème pulmonaire, créé sous l'influence d'une stase persistante siégeant dans l'oreillette gauche, conduit à la sclérose du poumon par une série d'intermédiaires ayant pour expression des lésions qui se commandent toutes et se succèdent dans un ordre déterminé.

C'est un devoir pour nous et aussi une vive satisfaction d'exprimer ici à M. le professeur Renaut, le maître éminent qui nous a inspiré ce travail et qui a constamment dirigé nos efforts pour le mener à bien, notre profonde gratitude. Nous avons vu ainsi s'accroître la dette de reconnaissance que nous avions contractée envers lui pour l'extrême bienveillance qu'il n'a cessé de nous témoigner durant le temps que nous avons passé dans son laboratoire comme préparateur de son cours.

Nous prions aussi M. le Professeur agrégé Chandelux, qui a toujours largement mis à notre disposition ses connaissances étendues en anatomie générale et pathologique, de vouloir bien agréer l'expression de nos sincères remercîments.

Enfin, que nos collègues et amis qui nous ont obligeamment fourni des matériaux pour notre thèse, reçoivent encore nos meilleurs remercîments.

CHAPITRE PREMIER

Historique.

Sommaire : L'histoire de l'œdème pulmonaire commence avec Laënnec, Andral, Cruveilhier. — Woillez caractérise la congestion pulmonaire simple. — Isambert et Robin étudient l'induration pulmonaire. — Grisolle, la carnification. — Travaux histologiques des auteurs allemands sur l'induration brune : Rokitansky, Rindfleisch, etc. — Le poumon cardiaque (thèse de Boy), M. Renaut décrit la sclérose pulmonaire et les troubles de circulation pulmonaire dans le rétrécissement mitral pur.

Avant Laënnec, aucun des auteurs ayant traité dogmatiquement des hydropisies n'avait parlé de l'œdème pulmonaire, et si l'on trouve chez eux quelques mots qui paraissent d'abord s'y rapporter, on voit bientôt qu'il s'agit de l'hydrothorax, ou que les deux lésions sont absolument confondues. Il faut peut-être faire exception pour deux observateurs Albertini (1) et Barrère (2), qui en ont donné quelques exemples, mais qui ont caractérisé cet état anatomique d'une façon très insuffisante.

Il y a peu à ajouter en général aux descriptions magistrales de l'auteur du *Traité de l'auscultation médiate* (3), en dehors de ce que le microscope ne pouvait alors lui apprendre. Pour l'œdème pulmonaire il a tracé

(1) Albertini : *Comment. de Bonon, sc. inst.* tome I.
(2) Barrère : *Observations anatomiques*, Perpignan, 1753.
(3) Laënnec : *Traité de l'auscultation médiate*, 2e édition, 1826, p. 234 et suiv.

de main de maître les lésions macroscopiques et les principaux signes cliniques de la maladie, il l'a distinguée de la péripneumonie au premier degré, il a reconnu sa fréquence dans les maladies du cœur, et enfin lui a assigné ses origines multiples sans oublier de signaler la rareté de sa forme idiopathique et primitive.

Dans son annotation à l'ouvrage de Laënnec, Andral, avec son sens clinique admirable, ajoute encore à la description de cette maladie, dont il admet trois formes; mais il est moins heureux quand, voulant préciser le siège de la lésion anatomique, il la place « dans le tissu cellulaire qui sépare les unes des autres les vésicules aériennes. » Nous avions omis de dire que pour Laënnec « la plus grande partie de la sérosité est évidemment contenue dans les vésicules pulmonaires. »

Cette dernière opinion est encore discutée par Cruveilhier (1) qui s'y range en fin de compte, tout en repoussant la dénomination impropre pour lui d'œdème pulmonaire; l'expression devait pourtant subsister après une étude anatomo-pathologique plus approfondie.

On doit à Fournet (2) une étude minutieuse du râle de l'œdème « râle bulleux, humide, vésiculaire, à bulles fines, distinctes... se produisant dans les parties déclives postérieures des poumons, et coexistant avec l'inspiration seulement »; il laisse complètement de côté le point de vue anatomo-pathologique, qui nous intéresse spécialement.

Les auteurs du *Compendium* (de la Berge, Fleury,

(1) Cruveilhier, *Anat. path.* t. IV, p. 104 - 1862.

(2) Fournet. *Recherches cliniques sur l'auscultation*, t. I, p. 280 - 1839.

Monneret) n'ont rien ajouté d'important aux connaissances déjà acquises.

Woillez (1) étudie dès 1851 avec un soin inconnu jusqu'alors la congestion pulmonaire simple, confirme à cette affection la valeur d'entité morbide déjà établie par Fournet : il ajoute un signe physique nouveau tiré de la mensuration thoracique ; mais il néglige absolument les données de l'anatomie pathologique micrographique (il est vrai que les lésions sont ici pour lui ordinairement curables). C'est une des raisons pour lesquelles on pourrait sans doute dissocier cette forme anatomique et y faire rentrer celle que nous décrirons plus loin sous le nom d'œdème aigu congestif.

Depuis Sénac (2) on savait déjà — et tous les traités de pathologie interne l'ont répété depuis — que les maladies du cœur retentissaient sur le poumon et y déterminaient des lésions complexes, mais mal connues d'hypérémie et de stase ; on sut même plus tard que ces poussées congestives répétées aboutissaient à un état particulier chronique, décrit par les auteurs sous différents noms (carnification, induration, atélectasie, etc.)

Isambert et Robin (3), dans une étude satisfaisante pour l'époque, de cette lésion anatomique, proposent pour

(1) Woillez : Divers mémoires et enfin *Traité des maladies aiguës des voies respiratoires*.

(2) Sénac, 1787. *Mal. du Cœur*. « Une 4e puissance qui est exposée immédiatement à l'action du cœur et qui agit à son tour sur cet organe, c'est le poumon ; les deux parties, comme nous l'avons dit, sont faites l'une pour l'autre, se prêtent leurs forces mutuellement, soutiennent leur fonction et partagent par conséquent les accidents de leurs maladies.

(3) Isambert et Robin *Mémoire sur l'induration pulmonaire nommée carnification congestive*. 1855. Soc. de biologie.

cette induration pulmonaire le nom de carnification, et pour la distinguer de la carnification inflammatoire ils ajoutent l'épithète de cardiopathique ou congestive. Ils concluent qu'elle consiste : 1° essentiellement dans l'interposition entre les éléments normaux du tissu pulmonaire d'une manière amorphe de nouvelle formation ; 2° et successivement dans la présence de granulations d'hématoïdine provenant d'hémorrhagies interstitielles antérieures, granulations qui peuvent présenter deux dispositions principales : (*a*) une infiltration générale ; (*b*) une disposition en amas ou mamelons séparés par des interstices presqu'à l'état normal.

Grisolle (1) différencie la carnification de l'atélectasie et de la pneumonie chronique ; c'est la première seule qu'on rencontre dans les maladies du cœur. « D'autres (dit-il p. 184) ont regardé comme favorisant le développement de la pneumonie chronique les maladies du cœur, celles surtout qui, comme les altérations valvulaires apportent la gêne la plus considérable à la circulation pulmonaire. Il n'en est rien. Les sujets qui meurent par suite d'une affection cardiaque présentent souvent dans les poumons des stases sanguines, des noyaux apoplectiques dans lesquels le sang peut avoir subi diverses transformations. Suivant le plus ou moins d'ancienneté de la maladie, on trouve aussi cette lésion que nous avons décrite sous le nom de carnification. »

L'induration brune du poumon, qu'on rencontre à l'autopsie des cardiaques n'ayant succombé qu'après une longue évolution de leur maladie, était considérée autrefois comme une forme particulière de pneumonie

(1) Grisolle : *Traité de la pneumonie*, 1864.
(2) Rokitansky. *Lehrbuch der Path. anat.* Vien. 1855.

chronique. Un des premiers, Rokitansky (1), pense qu'il faut l'en distinguer : pour lui, cette induration consiste en une hypertrophie ou tissu conjonctif pulmonaire, accompagnée d'une pigmentation diffuse brunâtre, qui donne aux poumons une sorte de teinte ictérique ; il a vu positivement au microscope un épaississement très distinct des cloisons alvéolaires qu'il faut regarder, dit-il, comme la cause prochaine de toute l'altération.

Rindfleisch (1) reprenant cette étude avec plus de soin, sans nier l'augmentation notable et incontestable du tissu conjonctif interstitiel, regarde comme l'altération principale l'ectasie des capillaires qu'il décrit d'une façon minutieuse et parfaitement exacte. Quand ces capillaires sont vides de sang, ils semblent faire partie intégrante de la paroi alvéolaire, ce qui la fait paraître encore plus épaissie. Il rattache l'hyperplasie conjonctive à l'hypérémie passive, fait qu'on observe dans le foie et les reins des cardiaques. D'après cet auteur, on verrait aussi une hypertrophie des éléments musculaires du parenchyme pulmonaire. Les déchirures des petits vaisseaux lui expliquent, d'une part, les extravasats hématiques intra-alvéolaires, et d'autre part la pigmentation des cellules libres qu'on rencontre dans l'alvéole et qui, pour lui, sont *toujours* des cellules lymphatiques émigrées et chargées de pigment d'origine hématique avant leur diapédèse. Les cellules endothéliales de la paroi qu'il considère comme des éléments d'une faible irritabilité, lui ont toujours paru inaltérées, différence importante avec ce que l'on observe dans la pneumonie catarrhale.

(1) Rindfleisch, *Anat. pathol.*

Nous nous sommes étendus un peu plus longuement sur ce travail, parce qu'il exprime assez bien l'opinion des auteurs allemands (Wirchow, Birch-Hirschfeld, Conheim, Strümpell, etc.) qui se sont occupés de cette question ; on ne signale après lui que quelques lésions d'ordre secondaire (artérite et périartérite, etc.)

Dans les savantes leçons du professeur Charcot sur les cirrhoses pulmonaires, dont on lit l'analyse dans la *Revue de médecine* (tome II, p. 776), nous trouvons peu de renseignements sur le sujet qui nous occupe ; il a surtout en vue la pneumonie chronique et en particulier la pneumonie interstitielle.

Une lésion particulière, l'apoplexie pulmonaire, est également bien étudiée dans la remarquable thèse d'agrégation de M. Duguet (1).

Le traité classique d'histologie pathologique de MM. Cornil et Ranvier ne renferme qu'une description fort courte et insuffisante de l'œdème pulmonaire, de l'induration brune et de l'apoplexie lobulaire ; ces auteurs résument pourtant les connaissances acquises jusqu'ici et mentionnent la tendance à la cirrhose du poumon cardiaque dans la phrase suivante, qui n'est accompagnée d'aucun développement : « Lorsque l'hypérémie des parois alvéolaires est très active ou longtemps prolongée, les éléments du tissu conjonctif tendent à proliférer et à former du tissu fibreux nouveau, principalement autour des bronches et des vaisseaux. Le premier degré de la pneumonie interstitielle est caractérisé par cet épaississement du tissu pulmonaire. »

La démonstration en quelque sorte de cette idée a été

(1) Duguet : *De l'apoplexie pulmonaire*. Th. d'agrégation 1872.

fournie dans une thèse intéressante soutenue à la Faculté de Lyon, en 1883, par M. le docteur Boy-Teissier, thèse ayant pour titre : *Du Poumon cardiaque*. Dans ce travail, l'auteur conclut de l'examen d'un assez grand nombre de cas, à la constance presque absolue dans le poumon cardiaque d'altérations de sclérose diffuse, disséminée et caractérisée par l'épaississement des travées péri et intralobulaires, par l'épaississement des cloisons interalvéolaires, allant parfois jusqu'à l'étouffement de l'alvéole, par la dilatation du système vasculaire avec épaississement de la tunique adventice des vaisseaux ; enfin par la présence constante de lésions artérielles.

Enfin, M. le professeur Renaut a publié l'année dernière, dans la *Province médicale*, un travail qui sert en quelque sorte de point de départ au nôtre ; il étend au poumon, en la démontrant, la loi de l'œdème qu'il avait formulée, dès 1873, d'une façon générale, à savoir que l'œdème persistant d'un tissu en détermine la cirrhose. Choisissant un cas typique de rétrécissement mitral pur, notre maître en étudie les lésions du poumon et particulièrement les troubles de la circulation dans cet organe.

Si maintenant nous jetons un coup d'œil d'ensemble sur ce court historique, nous voyons que si certains états pathologiques du poumon tels que la cirrhose pulmonaire, l'induration brune, ont été bien étudiés isolément, on n'a pas encore passé en revue les phases successives que traverse le poumon cardiaque débutant par l'œdème pour aboutir à la sclérose. Nous avons exposé déjà le programme que nous nous sommes tracé ; nous essayerons ainsi de combler de notre mieux une lacune qu'il était facile de mettre en évidence.

CHAPITRE II

Constitution du poumon

SOMMAIRE : I. Le lobule composé, sa structure, sa topographie, tissus et organes entrant dans sa composition. — II. Aptitudes évolutives et réactionnelles de ses éléments constitutifs. — Nature particulière de l'endothélium alvéolaire; c'est un *épithélium endothéliforme*. — Comment les éléments anatomiques divers entrant dans la constitution du lobule évoluent en présence de l'incitation formative. — Comment réagissent ces mêmes éléments. — Enumération et limites de leurs aptitudes à ces deux titres.

I

Nous croyons devoir faire précéder notre étude anatomo-pathologique de l'œdème pulmonaire d'un court exposé de la structure du lobule pulmonaire, d'après le traité d'anatomie générale de M. le professeur Renaut; ouvrage en cours de publication. Nous nous bornerons ici à quelques détails d'anatomie pure ; les considérations intéressantes au point de vue anatomo-pathologique faisant l'objet de la seconde partie de ce chapitre.

Le lobule pulmonaire secondaire, unité du poumon de l'homme, doit être étudié de préférence sous la plèvre chez l'enfant nouveau-né, ou mieux chez le bœuf; on a alors de petits polyèdres assez facilement isolables, en forme de dés à jouer, de dimensions variables. Comme ils ont tous à peu près la même hauteur, on peut suivre aisément la ligne de leurs pédicules, ligne pédiculaire, formée par une bande de tissu conjonctif renfermant les bronches interlobulaires et les vaisseaux de distribution. Le pédicule, qui pénètre jusqu'au centre du lobule, est constitué par la terminaison de l'appareil aérophore, le système de l'artère pulmonaire, de l'artère et de la veine bronchique ; les veines pulmonaires, ramenant le sang oxygéné, naissent au contraire à la périphérie ainsi que le système lymphatique au sein duquel le lobule est pour ainsi dire plongé. Le tissu conjonctif qui unit et sépare les lobules est à l'état normal fort peu abondant ; plus répandu au niveau de la ligne pédiculaire et dans les angles du lobule, il renferme et entoure le système veineux pulmonaire et le système lymphatique. Ce dernier est particulièrement intéressant et a été étudié et bien décrit dans ces derniers temps par M. Grancher (1), puis par MM. Renaut et Pierret (2) ; renvoyant à ces travaux, nous dirons seulement, qu'outre les boyaux lymphatiques plus ou moins volumineux qu'on rencontre surtout sous la plèvre et dans les lignes pédiculaires, le lobule composé, chez le bœuf, est limité de tous côtés par une surface lymphatique vraie, un véritable sac lymphatique cloisonné ; chez l'homme, où les lobules sont soudés entre eux, ce système est réduit à des fentes lymphatiques situées dans les interlignes et communiquant avec les vaisseaux lymphatiques afférents : un endothélium imprégnable à l'argent recouvre par-

(1) Grancher. Compte rendu de la Société biologique, 1877.

(2) Pierret et Renaut. *Mémoire sur les sacs lymphatiques péri-lobulaires semi-cloisonnés et communiquants du poumon du bœuf* (Arch. de physiologie 1881).

tout le lobule en passant même au niveau des ponts de parenchyme pulmonaire dans les lobules bi ou trigéminés.

Sur une coupe transversale du lobule, peu éloignée de son pédicule, nous trouvons au centre les éléments de ce pédicule déjà nommés plus haut. Et d'abord la bronchiole intra-lobulaire, de calibre variable, faisant suite à une bronche interlobulaire et commandant tout le lobule secondaire, comme vecteur de l'oxygène, de même que l'artériole pulmonaire qui l'accompagne commande ce même lobule comme vecteur du sang non artérialisé qui va s'y rendre. Cette bronchiole examinée sur une coupe transversale présente à son centre une série de plis longitudinaux tous parallèles à l'axe de la bronche ; à leur surface on voit un épithélium cilié, et de distance en distance quelques cellules caliciformes, puis plus en dehors une couche génératrice discontinue dont les cellules reposent sur une vitrée très mince ; plus en dehors encore, des anneaux complets de fibres lisses, bien connues sous le nom de muscles de Reissessen, et enfin une couche de tissu conjonctif, dans laquelle viennent se distribuer les dernières ramifications des artères bronchiques, disposées en limbes et non en réseaux comme les ramifications de l'artère pulmonaire ; les veines bronchiques accompagnent les artères. L'artériole pulmonaire suit la bronche intra-lobulaire et va se diviser comme elle en un certain nombre de branches destinées à commander chacune un lobule primitif ; elle est entourée d'une gaine lymphatique qui va se perdre sur la paroi des artérioles secondaires qui résultent de sa division.

A la bronchiole intra-lobulaire font suite des bronchioles terminales qui à leur tour commandent chacune un lobule primitif, ceux-ci étant en nombre variable (4 à 6 en moyenne pour un lobule composé) ; là, plus de plis longitudinaux, plus de cellules glandulaires ; on ne voit plus aussi que quelques fibres musculaires de plus en plus rares ; l'épithélium n'est plus guère constitué que par une rangée de cellules cylindriques de plus en plus basses et qui vont en fin de compte se terminer par des transitions insensibles avec l'endothélium alvéolaire. La bronchiole terminale vient aboutir à un carrefour où s'ouvrent les canalicules respirateurs de chaque lobulin, constitué à son tour par une série d'alvéoles ; ceux-ci sont entés les uns sur les autres formant à l'extrémité des bronchioles terminales une série de bosselures comparables à des bulles de savon produites par une seule et même insufflation, et ils s'ouvrent tous dans un conduit aérien commun. Etudions maintenant ces alvéoles dont chacun constitue la cavité respiratoire élémentaire comparable au poumon d'un protée. Par une imprégnation d'argent, on dessine à la fois l'endothélium alvéolaire et celui des vaisseaux ; on voit alors sur la paroi des alvéoles se distribuer les capillaires afférents nés des artérioles pulmonaires et les capillaires veineux efférents qui se portent vers la périphérie du lobule. Ils forment dans l'aire de l'alvéole un réseau serré interceptant des fossettes intercapillaires qui logent les noyaux des cellules endothéliales. Les lames transparentes parties des corps cellulaires des cellules endothéliales de la surface respiratoire se soudent sur le plein des capillaires, et ceci a lieu sur les deux faces de l'alvéole : la face inférieure de l'une formant la face supérieure de l'autre qui lui est accolée dans un plan plus profond. En chassant l'endothélium alvéolaire par le pinceau, on reconnaît en colorant le stroma, qu'il consiste en une lame mince, transparente, parcourue par un réseau de fibres élastiques qui lui donne sa solidité. Les capillaires respiratoires sont compris dans cette mince paroi, réduite à la formation élastique et à une membrane vitrée, qui est probablement le prolongement de celle des bronchioles terminales. M. le professeur Renaut a même constaté sur un poumon de supplicié que cette paroi alvéolaire n'est pas partout continue, mais présente parfois des trous comblés par les cellules endothéliales ; d'où la facile communication des alvéoles entre eux quand cet endothélium a desquamé ; mais jamais on n'observe de pareils stomates au niveau des capillaires respiratoires dans le poumon sain, ni jamais de diapédèse à l'état normal.

II

Le lobule secondaire, formé par la réunion des lobules primitifs, commandé par une bronchiole intra-lobulaire unique et entouré à sa périphérie d'un système de sinus lymphatiques qui le séparent de ses congénères constitue le poumon élémentaire, le pulmonite pour employer l'expression de Milne Edwards. C'est lui qui constitue morphologiquement le véritable diverticule aérien de l'ectoderme stomodéal et de la lamelle fibro-cutanée qui l'accompagne (1).

(1) Nous savons en effet que ce diverticule s'abouche dans le pharynx, bien au-dessus du point (cardia) où l'ectoderme cesse d'exister.

Les éléments épithéliaux se sont, par le fait de l'adaptation aux fonctions respiratoires, différenciés au plus haut degré, et sont devenus tout à fait distincts dans les alvéoles et dans les voies bronchiques. Dans les alvéoles les corps cellulaires devenus bas et polyédriques de cylindriques qu'ils étaient chez le fœtus à terme occupent les fossettes intercapillaires. A leur surface libre une expansion d'une minceur extrême, en forme de lame, sans aucune structure, s'étend à la surface des capillaires fonctionnels et se soudent à leurs similaires sur le plein de ces derniers. Cette sorte de lame, en forme de chapeau, sur la disposition de laquelle Schweiger-Seidel a insisté le premier, représente, pour M. le professeur Renaut, une formation cuticulaire équivalente à celle qui, dans les voies bronchiques, constitue le plateau des cellules ciliées. M. Renaut a vu manifestement se continuer la ligne de ces lames avec la ligne des plateaux. La cellule alvéolaire diffère donc profondément des cellules endothéliales ordinaires. En réalité, et comme le montrent à la fois son origine embryogénique et son développement, elle n'est autre chose qu'une cellule épithéliale qui s'est ployée à la forme endothéliale lorsque cette dernière a été commandée par la fonction. Ceci revient à dire que le revêtement des portions alvéolaires du lobule est en réalité un épithélium endothéliforme (1).

On sait que les endothéliums vrais, par exemple celui qui recouvre les travées du grand épiploon fenêtré sont constitués par des cellules minces, en forme de lames transparentes, renfermant un noyau à peine entouré de

(1) J. Renaut. Art. épithélial (tissu) *dict. encyclopédique des sciences médicales.*

quelques granulations. En dehors de là au sein du corps cellulaire il n'existe aucune trace de différenciation quelconque. Il n'y a surtout point de parties nettement distinctes de la masse à la fois par leur forme et par leur structure, telles que le sont les lames transparentes en forme de chapeaux différenciés à la surface du corps cellulaire granuleux et renfermant le noyau des cellules alvéolaires.

Il est aujourd'hui démontré qu'une cellule endothéliale de la cavité viscérale, une cellule fixe du tissu conjonctif et une cellule lymphatique s'équivalent. Quand on irrite artificiellement l'épiploon, les cellules endothéliales redeviennent granuleuses, globuleuses, perdent leur contact, se mobilisent et vont se mêler sans pouvoir être distinguées aux nombreuses cellules migratrices de la cavité séreuse.

Dans le stade de réparation d'une telle inflammation artificielle, un certain nombre de ces mêmes cellules migratrices, sans choix d'origine, se fixent à nouveau sur les travées épiploïques et s'y adaptent progressivement aux fonctions d'éléments de revêtement : elles reproduisent le vernis endothélial. D'autre part, Ranvier a montré que dans l'épiploon en cours de fénétration, certaines cellules lymphatiques au lieu de trouer le revêtement endothélial, y prennent place sous forme de *cellules intercalaires* pour s'y développer ensuite sous forme de cellules endothéliales ne différant d'abord des autres que par leur petite dimension, puis acquérant par degré l'étendue et les caractères complets des autres cellules de l'endothélium. Enfin la transformation d'une cellule conjonctive en une cellule endothéliale est un fait que l'on peut observer en une multitude de points et avant tout dans la séreuse arachnoïdienne. Cette séreuse en effet se différencie au sein d'une masse primitivement pleine de tissu muqueux ordinaire.

Les aptitudes évolutives des cellules endothéliales alvéolaires sont sensiblement différentes. L'inflammation expérimentale du poumon, de même que toutes les inflammations spontanées sans exception, de même que celles des travées épiploïques, les fait bien revenir à la forme granuleuse, puis globuleuse. Dans ce mouvement, un phénomène qui n'existe pas naturellement dans les endothéliums ordinaires puisqu'ils n'ont pas de parties différenciées, s'opère ici dès le début : c'est la disposition de la lame transparente développée sur le pôle libre de chaque cellule. Dès que la cellule endothéliforme alvéolaire est revenue à la forme globuleuse, elle a perdu son plateau.

Détachée et tombée dans la cavité de l'alvéole avec les éléments issus de l'acte de la diapédèse, c'est-à-dire les globules blancs accompagnés d'un nombre variable de globules rouges, elle se distinguera toujours et de prime abord des cellules lymphatiques. Elle réalise une cellule indifférente énorme par rapport à ces dernières ; son volume est au moins double, souvent triple ou quadruple.

C'est une cellule migratrice colossale, douée de mouvements amiboïdes et dont les fonctions en tant qu'élément indifférent sont d'une activité manifestement prépondérante par rapport aux cellules migratrices ordinaires.

C'est elle qui, s'il y a dans l'alvéole un certain nombre de globules rouges épanchés, les saisira, se teindra de leur hémoglobine, deviendra une énorme cellule rouge, que l'éosine teint avec la couleur du corail. On la trouvera ainsi au milieu de nombreuses cellules lymphatiques restées incolores malgré la présence du sang; et plus tard elle sera colorée en rouge brun, puis en jaune d'or ou chargée de particules pigmentaires. Rarement on la trouvera émigrée dans les espaces du tissu conjonctif satellite des bronches ou des vaisseaux, ou dans les espaces lymphatiques périlobulaires développés par l'œdème inflammatoire ou passif. Si elle quitte l'alvéole, ce sera par les voies bronchiques: on la trouvera toujours reconnaissable par sa grande taille et ses autres caractères au sein des produits de l'expectoration.

Dans les pneumonies spécifiques, telles que la pneumonie tuberculeuse interlobulaire, la cellule alvéolaire subira des altérations nutritives qui lui sont propres. Elle deviendra vésiculeuse, sécrétant à son centre une substance d'abord muqueuse, puis pouvant passer à l'état colloïde (Grancher): le noyau étant rejeté sur le côté à la façon de celui d'une vésicule adipeuse. Dans la lymphangite cancéreuse du poumon, après être revenue à l'état embryonnaire, elle formera sur les parois des alvéoles un revêtement épithélioïde; puis, rompant cette fois avec ses habitudes d'évolution intra-alvéolaire, elle végétera dans les lymphatiques de façon à s'y accumuler en strates énormes, avec une stratification radiée par rapport à l'axe du vaisseau développé. Dans la cirrhose pulmonaire, alors que les alvéoles englobés au sein du tissu conjonctif jeune redeviennent des espaces étoilés, elles tapissent ces espaces en leur constituant un épithélium cubique, jusqu'au moment où l'alvéole est annulé par l'accolement définitif de ses parois.

Enfin, dans la période de réparation des inflammations alvéolaires, et là même où, comme dans le cas de la pneumonie fibrineuse, le revêtement de l'alvéole avait été en apparence entièrement disloqué et détruit, ces cellules se reforment avec une rapidité dont on a peine à se rendre compte, et d'emblée pour ainsi dire avec leurs caractères typiques, avec leur plateau : changement tout aussi difficile à expliquer que celui qui, lors des premières inspirations, transforme en revêtement endothéliforme la ligne de hautes cellules cylindriques qui tapisse l'alvéole fœtal. Ainsi, l'élément épithélial de l'alvéole né certainement de l'un des deux feuillets blastodermiques, quelle que soit la théorie que l'on adopte sur son origine, revient, il est vrai, à la forme indifférente, comme le ferait un élément endothélial mobilisé. Mais, dans cet état, son individualité persiste. Il est reconnaissable à sa forme, à ses dimensions. Il évolue presqu'exclusivement dans l'alvéole, ou n'en émigre que dans le cas de néoplasie d'essence épithéliale, telle que le cancer. Il est incapable d'édifier par son action propre une masse intra-alvéolaire de tissu conjonctif. Il donne, par ses bipartitions successives et souvent très actives, des cellules semblables à lui.

C'est un élément épithélial tendant sans cesse à reproduire la forme première du revêtement de la cavité aérienne, et toujours prêt à saisir les conditions favorables à la constitution de ce revêtement. La faible portée ultérieure des desquamations alvéolaires, eu égard à l'état du poumon qui les suivra après la réparation, est le trait distinctif de l'histoire de l'alvéole au point de vue des aptitudes évolutives et réactionnelles de son élément épithélial, la cellule endothéliforme.

La surface respiratoire est complétée dans l'alvéole pulmonaire par le réseau des capillaires sanguins caractéristiques. Ces capillaires n'amènent pas à leur suite de tissu conjonctif à proprement parler; le tissu conjonctif est le long d'eux représenté seulement par quelques cellules fixes ordonnées à l'extérieur du vaisseau et constituant à peine des traces de la couche de cellules rameuses périvasculaires, plus connue sous le nom de périthélium d'Éberth. En dehors de là, le stroma de l'alvéole est constitué par un réseau de fibres élastiques présentant, à la façon de tous les réseaux du même ordre, une série de trous, arrondis ou ovalaires et au niveau desquels la substance fondamentale conjonctive sans structure appréciable, au sein de laquelle marche le réseau élastique dans les intervalles des vaisseaux, manque ou est réduite à une pellicule si mince que sur le poumon normal (supplicié) M. le professeur Renaut a constaté l'existence de communications régulières entre les alvéoles adjacents entre eux. Ces communications se montrent à peu près partout où la couche endothéliale a subi la desquamation. Pour le dire en passant, c'est cette disposition qui, très exagérée dans les poumons emphysémateux devient l'origine des larges trous interalvéolaires depuis longtemps signalés par Villemin.

Le réseau fonctionnel constitué par les capillaires pulmonaires réalise, en fin de compte, une formation vasculaire qui s'est, elle aussi, ployée aux nécessités fonctionnelles auxquelles elle est appelée à satisfaire. Le tissu conjonctif qui, sous sa forme lamelleuse ou fibrillaire eût été un obstacle à la facile diffusion des gaz, s'est réduit autant que possible dans les intervalles des vaisseaux; il ne consiste plus, sur ce point, que dans sa formation élastique qui donne à l'alvéole sa solidité et dans une substance fondamentale devenue homogène et dont la signification paraît devoir être celle d'une membrane vitrée, prolongement de celle qui soutient l'épithélium des ramifications bronchiques intra-lobulaires. Les cellules fixes du tissu connectif, qui, suivant la loi de Bichat, n'abandonnent jamais les capillaires, sont devenues aussi peu nombreuses que possible. Il n'en est pas moins vrai que la charpente de l'alvéole représente une formation conjonctive complexe avec toutes les aptitudes évolutives ou réactionnelles propres au tissu conjonctif en général. Sous l'influence de toute condition pathogénique capable de mettre en train le mouvement formatif, on pourra voir les portions connectives de l'alvéole revenir au type du tissu conjonctif auquel elles appartiennent, en puissance, c'est-à-dire à l'état de tissu conjonctif modelé. Sous la même influence, toute irritation soutenue tendra, comme partout ailleurs, à s'accompagner de la fonte des réseaux élastiques. Quant aux capillaires fonctionnels, à la façon de tous les vaisseaux sanguins occupant un milieu devenu le théâtre de mouvements inflammatoires ou subinflammatoires soutenus, ils varieront aussi et dans le sens ordinaire.

Il est en effet une loi qui, en anatomie pathologique générale, peut être considérée comme presque sans exception : c'est que, toutes les fois que des dispositions vasculaires sont établies dans le but de satisfaire à une fonction dont l'agent consiste dans une formation épithéliale par rapport à laquelle les vaisseaux se sont ordonnés et différenciés dans ce but, la destruction du dispositif épithélial corrélativement auquel les réseaux vasculaires se sont pour ainsi dire modelés, est à brève échéance suivie d'un changement de type dans la formation vasculaire. Il semble que, dès que la disposition épithéliale qui commandait la raison d'être de celle des vaisseaux a cessé d'exister, ceux-ci reviennent à un type plus simple, banal pour ainsi dire. Dans la grande majorité des cas, quand les formations épithéliales se disloquent et disparaissent, la place est prise par le tissu conjonctif modelé, et les vaisseaux végètent suivant le type bien connu propre à ce tissu lui-même. C'est la loi des scléroses, en vertu de laquelle, dans le foie, le réseau fonctionnel du lobule disparaît, en même temps que ce dernier est pénétré par le tissu conjonctif modelé. Dans la sclérose rénale, le bouquet de capillaires glomérulaires fait place à un nodule de tissu conjonctif modelé embryonnaire parcouru d'abord par des vaisseaux du type connectif, mais qui bientôt s'efface par la rétraction cicatricielle du tissu néoformé. Même observation dans les scléroses du névraxe dans les bandes du tissu fibreux qui ont pris la place des éléments normaux rétrogradés; les capillaires n'ont plus la disposition typique en U ou en Y, contrariés et entés les uns sur les autres. Ce sont des réseaux décurrents qui ont des fusées artérielles et veineuses de distribution. Il en sera de même dans le poumon.

On sait que la circulation fonctionnelle n'est pas absolument formée dans le poumon par ce que l'on appelle des artères terminales épanouies en capillaires. La circulation bronchique, manifestement du type connectif, marche de l'aorte vers les veines bronchiques, tributaires en fin de compte de l'oreillette droite, en passant par des capillaires en somme comparables à ceux du derme cutané. Mais des raccordements nombreux font communiquer ce système avec celui destiné à la fonction et dans lequel le sang va directement du cœur droit au cœur gauche par l'intermédiaire des capillaires respiratoires. Et tout d'abord les capillaires respiratoires se continuent au niveau des bronchioles terminales pour constituer les réseaux sous-épithéliaux bronchiolaires de Küttner. On connaît, d'autre part, pour compléter le système anastomotique ou mixte mettant en communication le système hématophore fonctionnel et le système hématophore nutritif, les veines de Meckel, la nappe des des vaisseaux sous-pleuraux, et enfin celle du hile du poumon, dont le débit veineux se fait dans l'azygos et la veine cave supérieure. Tous ces systèmes abordent le lobule par sa périphérie ou par ses relations bronchiques. Les traits anastomotiques unissant les réseaux capillaires nutritifs à ceux de la fonction sur des points très restreints et que, dans l'état normal, il faut soigneusement chercher, constituent, en dernière analyse, une série de rameaux d'attente qui, dans certaines circonstances, pourront se développer, ouvrant au sang des réseaux respiratoires une série de voies aberrantes. Mais, en même temps, ces vaisseaux pourront devenir le siège de mouvements extensifs, de bourgeonnements, à la condition que le tissu connectif au sein duquel ils se distribuent, devienne lui-même le lieu d'une irritation formative soutenue. Là est la clef de toutes les scléroses pulmonaires, et, avec les faits que nous venons d'énoncer, nous entrons dans le cœur même de notre sujet.

Nous avons vu quelle est la disposition lymphatique existant à la périphérie du lobule ; cette disposition, tout effacée qu'elle paraisse chez l'homme adulte, subsiste néanmoins, comme nous aurons l'occasion d'en donner un peu plus loin une preuve directe. La charpente des espaces lymphatiques périlobulaires, si réduite qu'elle soit, est formée par du tissu conjonctif. Par sa périphérie, le lobule est donc enveloppé par une nappe connective, comme l'est le lobule hépatique par l'espace porte. Par son pied, répondant à la pénétration de la bronchiole intralobulaire et de l'artère pulmonaire, il est également pénétré par le tissu conjonctif. Ce tissu prend autour des bronchioles terminales une constitution toute particulière, éminemment favorable à la mise en train de végétations conjonctives ; il est en effet, sinon exclusivement formé, du moins entièrement pénétré, à l'état normal, par des cellules embryonnaires : éléments aptes à devenir immédiatement les agents de néoformations du type conjonctif, dès que les conditions de l'incitation formative seront mises en jeu à l'extrémité des bronches. On peut donc dire que le lobule composé, qui constitue l'individualité pulmonaire réelle est, environné de toutes parts et même pénétré jusqu'à la racine de ses éléments premiers (le lobule élémentaire) par un tissu conjonctif muni de ses vaisseaux propres sans cesse parcouru par de nombreux éléments migrateurs et qui semble disposé précisément de façon à pouvoir, le cas échéant, s'étendre et, en végétant, se substituer aux parties différenciées pour les fonctions respiratoires.

Cependant, dans les conditious normales, cette attaque ne se produit pas. Les portions respiratoires du lobule ne sont même le siège d'aucun acte de diapédèse. On peut suivre pendant des heures et même des jours la marche du sang dans le poumon de la grenouille à l'aide de l'appareil d'Holmgren, sans voir un globule blanc se fixer sur les capillaires et en traverser la paroi. La rapidité du cours du sang dans les réseaux alvéolaires est la raison majeure de cette absence de diapédèse et en tout cas, le fait existe tant que le revêtement endothélial de l'alvéole a gardé ses rapports avec les vaisseaux ; mais dès, au contraire, qu'ils n'existent plus, la transsudation s'opère. Comme ici, il n'existe point d'espace réellement développable autre que l'aire de l'alvéole lui-même, c'est alors au sein de ce dernier que s'opère la migration de la sérosité et des éléments figurés sortis des vaisseaux. L'œdème pulmonaire a donc pour siège premier les alvéoles ; nous allons examiner dans quelles conditions il vient les remplir, quelles sont les modalités de sa constitution à l'état de lésion dans les diverses circonstances où on l'observe. Enfin, connaissant dès maintenant les aptitudes évolutives des divers éléments des tissus entrant dans la constitution du lobule, nous sommes renseignés déjà sur le sens général de l'évolution possible des lésions induites par le fait de l'œdème lui-même dans le parenchyme pulmonaire, quand ce dernier en devient le siège.

CHAPITRE III

De l'œdème pulmonaire aigu congestif

SOMMAIRE : Exemple de cette forme rare et encore peu connue; étude histologique. —Exsudat de l'œdème aigu; absence de fibrine, innombrables globules blancs; présence exceptionnelle des globules rouges. — Effets de l'œdème congestif sur la paroi alvéolaire, action traumatique : rupture des parois alvéolaires par distention subite et forcée; anémie par contre-pression subite des capillaires alvéolaires; dans les limites de la lésion, le réseau fonctionnel est exsangue. — Enlèvement total de l'endothélium alvéolaire, distention et développement des espaces lymphatiques interlobulaires.

Lorsque l'on veut étudier dans un organe donné un processus anatomo-pathologique quelconque, il convient de prendre pour type sa forme la plus tranchée. On réalise ainsi les conditions d'observation qui se rapprochent autant que possible des conditions schématiques, telles qu'on a l'habitude de les provoquer en médecine expérimentale par exemple. C'est pour cette raison que nous prendrons pour point de départ l'œdème aigu congestif du poumon, bien qu'il n'appartienne pas étiologiquement à la pathologie cardiaque. Cet œdème présente au point de vue de l'étude un avantage considérable sur l'œdème vulgaire engendré directement par les maladies du cœur; il présente les lésions dans toute leur intensité, dans toute leur pureté, et avec le maximum de leurs effets immédiats sur le parenchyme pulmonaire.

L'œdème aigu congestif est une forme rare de la congestion pulmonaire active : forme sur laquelle M. le professeur Renaut insiste depuis longtemps dans son enseignement clinique particulier, et dont il a bien voulu nous communiquer un exemple typique. Nous rappellerons en quelques mots la façon dont s'est comporté cliniquement ce cas très remarquable d'œdème congestif, qui va servir de point de départ à toute notre étude.

En novembre 1874, un homme d'environ 50 ans, couché depuis longtemps dans le service de Lorain, à l'hôpital de la Pitié, pour un rhumatisme chronique, est pris subitement dans la journée d'une oppression épigastrique douloureuse au point de simuler un accès de colique hépatique, et qui rapidement s'accompagne d'une dyspnée intense, bientôt poussée jusqu'à l'orthopnée. Pas de trace de fièvre. A l'auscultation, dans toute la partie inférieure du poumon droit et à un moindre degré dans la région symétrique à gauche, existent de nombreux râles d'œdème dont aucune trace n'existait ni le matin, ni les jours précédents. Cet individu n'était ni albuminurique, ni glycosurique; le cœur était indemne. Il mourut dans la nuit, véritablement suffoqué.

A l'autopsie, pratiquée par M. le professeur Renaut, alors interne de Lorain, les deux poumons furent trouvés avec les lésions ordinaires de l'œdème vulgaire, sans aucun noyau pneumonique; mais au centre du lobe inférieur droit existait une lésion toute différente : celle dont nous avons eu les préparations sous les yeux et que nous décrirons analytiquement plus loin au point de vue histologique. Dans les limites de cette lésion grosse à peu près comme le poing fermé d'un enfant de 12 à 13 ans, le parenchyme pulmonaire avait pris la consistance exacte d'une gelée légèrement violette, parcourue par des tractus blanchâtres réticulés, répondant au parenchyme pulmonaire devenu exsangue par contre-pression. Le tissu était entièrement privé d'air : tous les fragments tombaient au fond de l'eau comme des balles. Serré entre les doigts, le tissu du poumon exprimait un liquide rose violacé, sans aucun mélange d'air, albumineux et ne renfermant point de fibrinogène, puisqu'il n'était pas spontanément coagulable. Sur sa marge, la lésion se dégradait progressivement, de façon à passer par degrés de l'état d'œdème compact à celui d'œdème pulmonaire vulgaire. Dans la plèvre, les lobules avaient l'apparence qu'ils prennent dans le poumon d'enfant hydrotomisé. Bref, l'examen de la pièce ne laissait aucun doute sur l'existence d'un énorme foyer d'œdème compact, obstruant absolument les alvéoles et qui, développé subitement, à la façon d'une lésion d'origine nerveuse, avait été le point de départ de la généralisation du mouvement œdémateux, dans la totalité du poumon, sous une forme plus atténuée et reproduisant le type vulgaire. Pour ces raisons, M. Renaut et son maître Lorain donnèrent à cette lésion le nom d'œdème aigu congestif du poumon et depuis lors, constamment chez les arthritiques, M. Renaut a retrouvé une série de cas semblables, mortels ou non, de telle façon que l'on peut dès à présent considérer la forme morbide comme suffisamment établie et dégagée des autres formes d'œdème pulmonaire (1).

(1) L'œdème pulmonaire aigu congestif, constituant jusqu'ici une forme rare, on nous saura peut-être gré de résumer sur ce point particulier l'enseignement de notre maître, M. le professeur Renaut.

Cette forme d'œdème est spéciale aux arthritiques. M. Renaut l'a observée dans le rhumatisme chronique, chez les goutteux héréditaires, affectés surtout de lithiase biliaire ou rénale, constamment jusqu'ici en dehors du mal de Bright proprement dit, bien que l'œdème aigu congestif ait cliniquement beaucoup de rapports avec l'œdème pulmonaire lié à la bronchite albuminurique. C'est une affection toujours apyrétique, à début brusque, extrêmement douloureuse. Les douleurs simulent ou une gastralgie, ou une névralgie intercostale, ou une colique hépatique, sans affecter jamais le caractère localisé ou pongitif des points de côté pleurétiques ou pneumoniques. Au bout d'une ou deux heures, l'œdème se manifeste le plus souvent d'un seul côté par des râles inspiratoires et expiratoires à éclat métallique. Quand il ne se généralise pas et reste unilatéral, il semblerait souvent que l'on eût affaire à une poussée de broncho-pneumonie, car les crachats, d'abord spumeux, légèrement rosés, peuvent devenir rouillés ou, ce qui est plus ordinaire, striés de sang ou encore absolument hémoptoïques, comme ceux de l'apoplexie pulmonaire. Mais *l'absence absolue de fièvre* pendant l'évolution toute entière permettra toujours d'éviter l'erreur de diagnostic. Dans les cas favorables, au bout de 12, 48 heures, et moins fréquemment de quelques jours, tous les signes physiques disparaissent. Il n'y a point de matité, ni d'augmentation de vibrations thoraciques, ni de souffle, phénomènes difficiles à expliquer dans l'espèce.

De même que la bronchite albuminurique, qui en somme a pour substratum une lésion très analogue, l'œdème pulmonaire aigu congestif est sujet à des retours. C'est ainsi que M. le professeur Renaut l'a vu récidiver huit fois en douze ans sur le même sujet.

Les rapports de cette forme d'œdème pulmonaire avec la congestion pulmonaire décrite par Woillez sont extrêmement frappants ; il est très probable que l'œdème aigu congestif est l'une des affections multiples synthétisées par ce dernier auteur sous le titre général de congestion pulmonaire idiopathique (Woillez. *Traité des maladies aiguës des voies respiratoires.*)

Considérons une coupe d'un pareil œdème faite au voisinage de la plèvre, après fixation par l'alcool fort et durcissement ultérieur par le procédé classique de la gomme et de l'alcool.

Les coupes sont traitées soigneusement par l'eau sur la lame de verre, puis colorées lentement sous la lamelle par le picrocarminate d'ammoniaque. On les examine dans la glycérine après avoir fait pénétrer ce réactif sous la lamelle et par capillarité. De cette façon, lorsqu'on a bien opéré, l'exsudat œdémateux se montre en place sans avoir subi de remaniement qui puisse tromper (1).

On constate alors et de prime abord toute l'étendue du traumatisme exercé sur le poumon par la sorte d'inondation séreuse qui s'est produite sous l'empire du véritable coup de congestion dont la partie intéressée du poumon a été le théâtre. Non seulement les alvéoles sont remplis et distendus sous pression par un liquide albumineux, dépourvu absolument de fibrine à la façon du liquide de l'anasarque et renfermant une innombrable quantité de globules blancs, presque sans mélange de globules rouges : mais encore sur une grande quantité de

(1) Pour étudier avec fruit un œdème pulmonaire quelconque, il convient de diviser rapidement le point œdématié que l'on veut recueillir pour l'étude en morceaux d'un centimètre et demi à deux centimètres de côté à l'aide d'un rasoir bien tranchant. On les suspend immédiatement dans une assez grande quantité d'alcool fort à 90° centésimaux. Ces fragments montreront l'exsudat exactement fixé en place. D'autres seront placés de la même façon dans le liquide de Müller qui conserve mieux les globules : ils serviront à l'étude des dispositions vasculaires. Le durcissement est achevé par les méthodes ordinaires. Les coupes reçues dans l'alcool y sont les unes colorées par l'éosine, les autres hydratées avec soin sur la lamelle, puis colorées par le picrocarminate ou l'éosine hématoxylique.

points les cloisons interalvéolaires ont cédé. Elles se sont rompues net, ordinairement en leur milieu. On voit ainsi de larges espaces, au centre desquels viennent converger des pointes répondant aux cloisons alvéolaires rompues.

L'endothélium des alvéoles a partout disparu ; il a été enlevé par l'irruption subite du liquide et probablement expulsé par la voie des bronchioles, car on n'en retrouve point de traces. Çà et là cependant, on voit parmi les globules blancs, serrés les uns contre les autres, qui injectent pour ainsi dire les cavités alvéolaires, de grosses cellules indifférentes, sphériques, granuleuses, pour la plupart renfermant des grains de pigment noir ; elles répondent aux quelques cellules endothéliales de la surface respiratoire détachées et revenues à l'état indifférent. Dans les limites de la lésion, pas une bulle d'air ne se montre au sein de l'exsudat : phénomène remarquable et qui montre bien l'imperméabilité subite qui survient à la suite de l'inondation du parenchyme pulmonaire par le liquide de l'œdème. Nous verrons plus loin en effet qu'il n'en est pas ainsi dans l'œdème ménagé, même accusé jusqu'à prendre la forme d'une hémorrhagie élective, c'est-à-dire passé de l'état d'œdème séreux diapédétique à celui d'œdème hématique.

Du côté des parois alvéolaires, il existe aussi une autre lésion en dehors des ruptures que nous avons signalées. Les capillaires alvéolaires ne se distinguent plus ; ils sont aplatis par contre-pression et absolument vides de sang. Cet état exsangue est poussé à un tel degré que là où les cloisons interalvéolaires sont rompues, il ne s'est point fait d'écoulement sanguin dans l'exsudat.

Inversement, les grosses veines pulmonaires et bronchiques sont gorgées de globules rouges. Çà et là, une veinule du système fonctionnel a éclaté, distendant de sang pur une alvéole, toujours au voisinage de la périphérie du lobule composé.

Enfin, sous la plèvre et dans les intervalles latéraux des lobules sous-pleuraux, les espaces lymphatiques interlobulaires, entièrement effacés à l'état normal (puisqu'il s'agissait ici d'un homme de plus de 50 ans) se sont développés et ont reparu à peu près tels qu'ils étaient chez le nouveau-né, ou plutôt tels qu'on les met en évidence dans le poumon du bœuf par une injection interstitielle de gélatine.

Ce sont de larges bandes, étranglées çà et là sur leur parcours, et au sein desquelles on distingue les veines pulmonaires collectrices périlobulaires injectées par les globules rouges. Ces bandes sont remplies par un exsudat œdémateux absolument semblable à celui qui distend les alvéoles, et renfermant des globules blancs nombreux jusqu'à se toucher.

Ainsi donc, l'œdème congestif, c'est-à-dire l'œdème développé dans le poumon suivant son mode actif et majeur, consiste dans une énorme poussée de transsudation et de diapédèse. Cette transsudation reste absolument élective, puisque le liquide de l'exsudat ne renferme pas plus de fibrine que celui de l'anasarque. Rien ne résiste à cette poussée : l'endothélium alvéolaire est enlevé, la circulation fonctionnelle est arrêtée net par contre-pression, comme il arrive de celle de la peau dans le centre anémique d'une plaque d'urticaire ; les cavités aériennes sont envahies jusqu'à se rompre sur une multitude de points par les éléments de la lymphe mélangés à la sérosité. En même temps les voies lymphatiques, même les plus effacées s'ouvrent largement, sans pouvoir suffire à l'élimination du liquide exsudé qui injecte et solidifie le poumon plus efficacement que ne le ferait même une injection interstitielle de gélatine.

Tel est l'œdème aigu congestif. On voit qu'il détermine dans le poumon des lésions traumatiques d'une importance et d'une valeur mécanique considérable. On conçoit aisément que de telles lésions soient irréparables et que la mort suive à brève échéance toutes les fois que le processus s'est étendu à une portion notable du parenchyme pulmonaire.

Mais l'œdème aigu congestif peut être heureusement considéré sous sa forme généralisée comme une véritable exception. Au point de vue anatomo-pathologique pur, son étude nous montre dans leur maximum d'intensité quels sont les effets mécaniques de l'inondation séreuse. Nous reconnaissons ainsi qu'en réalité cette poussée congestive, qui hydrotomise pour ainsi dire toutes les parties développables du poumon, qui, par exemple, est capable de mettre en évidence les espaces lymphatiques interlobulaires chez l'homme adulte (c'est-à-dire là où échouent les injections interstitielles les mieux conduites), est absolument incapable de développer aucun espace interorganique au sein des cloisons interalvéolaires. Ce qui tiendra ici lieu des espaces interorganiques qui manquent, ce sont donc les cavités alvéolaires. Ceci nous indique que tout le processus de l'œdème, quel qu'en soit le mode, *va se passer dans l'intérieur de l'alvéole*. Dans tout œdème donc, ce sera la lésion intra-alvéolaire qui deviendra le point de départ et comme le *primum movens* de toutes les lésions réactionnelles dont les parois alvéolaires, leurs éléments connectifs et enfin leurs vaisseaux deviendront le siège, une fois que les lésions de l'œdème se seront produites. Dans cet ordre d'idées, l'œdème pulmonaire arrive à présenter des analogies singulières avec l'œdème rénal. Dans la substance corticale du rein, il n'existe pas non plus, à l'état normal, d'espaces conjonctifs développables. Le liquide exsudé sous pression lèse aussi les épithéliums, qu'il disloque en abordant nécessairement la cavité du tubule. De même, pour l'épithélium de la surface respiratoire. Ainsi dans les deux cas, la fonction se trouve annulée par le fait de l'œdème intense, brusque et subit ; et le dispositif qui, ici, assurait l'élimination des déchets du sang, là, créait la possibilité de la rénovation de ce liquide par l'oxygène, est détruit momentanément d'une façon totale, absolue.

CHAPITRE IV

De l'œdème transsudatif d'origine cardiaque et de ses effets sur l'alvéole pulmonaire

SOMMAIRE : Etude de l'œdème transsudatif du poumon. — Les conditions de son existence réalisées au maximum dans les deux rétrécissements des deux orifices. — Œdème latent transsudatif; œdème transsudatif soutenu.— Effets de l'œdème soutenu sur l'alvéole, lésions de l'endothélium : double mouvement de retour à l'état embryonnaire et de reproduction de la ligne endothéliale. — Effets sur le tissu connectif modelé : inflammation productive subaiguë des parties connectives, ouverture et engorgement des voies lymphatiques canaliculées. — Première vérification de la loi des rapports de l'œdème avec la sclérose pulmonaire. — Végétation des vaisseaux des parties connectives du lobule, ces vaisseaux végètent par bourgeonnement, loi du bourgeonnement vasculaire au sein du tissu connectif modelé à l'état embryonnaire. — Effets de l'œdème transsudatif sur les parois vasculaires, expériences de Tarchanoff.— Apparition dans ce stade des trois termes majeurs de l'équation cirrhotique (sclérose, bourgeonnement vasculaire extensif, exagération de la diapédèse).

Nous venons de voir dans l'œdème aigu congestif le processus œdémateux élevé d'emblée à son maximum d'intensité et de puissance, si on le considère en tant qu'agent de la vulnération du parenchyme pulmonaire. Ici le mouvement transsudatif est si subit et si intense, qu'à la fois la sérosité et les globules blancs partent en masse des vaisseaux, enlèvent l'endothélium alvéolaire, remplissent l'alvéole et rapidement en rendent les parois exsangues par contre-pression, pour ensuite souvent même les rompre. Le même processus de départ de la sérosité ne se comportera plus ainsi si la transsudation s'opère non plus en masse et d'un coup, mais d'une manière ménagée. Le sens du phénomène n'a pas varié, c'est toujours une augmentation considérable de la pression intra-vasculaire, qui en est le *primum movens* et l'instrument, mais les lésions directes ne sont plus semblables et les effets seconds le sont moins encore.

L'œdème pulmonaire d'origine cardiaque est porté à son maximum dans les deux rétrécissements des orifices du cœur gauche. Dans le rétrécissement mitral, l'oreillette, placée immédiatement en amont de l'orifice rétréci est immédiatement surchargée ; dans le rétrécissement aortique la même surcharge s'effectue, quoiqu'un peu moins rapidement, par suite de la propagation à l'oreillette de la haute pression ventriculaire commandée par la sténose artérielle. Aussi, en clinique, les deux rétrécissements précités sont-ils considérés comme déterminant, dès le début, une congestion pulmonaire passive, persistante. Cette congestion pulmonaire se traduit, dans la période dite de compensation, par la tendance perpétuelle aux bronchites, et, à une période plus avancée, par l'œdème pulmonaire d'abord transitoire, puis définitif, reconnaissable à ses signes physiques propres. Si l'on examine bien, jamais dans un rétrécissement mitral pur, ni dans une sténose aortique, on ne verra les œdèmes périphériques apparaître avant ceux du poumon. Bien entendu, au début, cet œdème est ménagé : ce sera, si l'on veut, l'*œdème latent transsudatif* du poumon, comparable à cet œdème latent périmalléolaire, qu'il faut chercher, et qui, pendant longtemps, ne se montre qu'à l'état de traces chez les individus dont le cœur commence à devenir asthénique. En quoi consistent les lésions de cet œdème pour le cas particulier du poumon? C'est ce qu'il serait très difficile de déterminer exactement, puisque dans l'immense majorité des cas, les cardiaques ne meurent pas à cette période, si l'on était réduit à ne pouvoir l'étudier que dans les poumons où ils constituent la seule et unique lésion d'œdème, la lésion initiale.

Mais, on peut tourner la difficulté. Il suffit de prendre pour l'étude, des poumons, par exemple, de rétrécissement mitral, au sein desquels l'œdème est devenu chronique, dans ce qu'on pourrait appeler les lieux d'élection : la partie inférieure du poumon gauche, située en arrière du cœur (1), et à un moindre degré la base du côté opposé, et à prendre pour objet d'étude les parties toujours nombreuses intermédiaires au parenchyme chroniquement modifié par l'œdème et à celui qui est demeuré tout à fait sain. Sur ces points, on est absolument sûr de retrouver les lésions de l'œdème transsudatif avec leurs caractères les plus atténués, et en marchant de là vers l'œdème chronique, on peut, dans la majorité des cas, suivre le processus entier qui nous occupe, pour ainsi dire sur un seul poumon.

Dans ces conditions, un premier fait montre que l'œdème transsudatif prend bien ici son origine dans l'augmentation de la pression intra-vasculaire s'opérant en

(1) M. Renaut a constaté positivement, par l'examen de tous les asystoliques chez lesquels il a vu depuis dix ans se développer, sous ses yeux, l'asthénie cardiaque, que l'œdème pulmonaire débute toujours à la base du poumon gauche en arrière du cœur lésé. C'est une loi qui souffre peu d'exception. De ce même côté, la production d'une symphyse pleuro-pulmonaire est aussi la règle.

vertu d'une stase. Les capillaires alvéolaires sont gorgés de sang, si bien qu'après fixation par le liquide de Müller qui conserve les globules, durcissement convenable, et coloration lente des coupes dans l'alcool très faiblement éosiné, on obtient une magnifique injection naturelle parfaitement continue dans toute l'étendue de la paroi alvéolaire. Sous un faible grossissement, les vaisseaux pleins de globules tous au contact se dessinent sous forme de traits rouges de brique (réaction spéciale de l'hémoglobine), comme dans lameilleure injection faite avec de la gélatine colorée. Nous insistons ici sur cette méthode, à cause de sa grande valeur en anatomie pathologique pulmonaire. C'est elle qui nous permettra plus tard d'étudier les changements de types des capillaires alvéolaires dans la période de sclérose pulmonaire post œdémateuse. Nous constatons donc ici tout le contraire de la lésion anémique relevée sur les parois des alvéoles dans le cas étudié plus haut d'œdème aigu congestif; l'œdème étant borné à une transsudation ménagée, la contre-pression ne se produit pas.

La cavité alvéolaire est remplie en entier par le liquide de la transsudation, sauf sur les points tout-à-fait voisins du parenchyme pulmonaire resté sain. Dans cette zône intermédiaire, l'air a pu pénétrer partiellement sous forme de bulles, soit grosses, soit petites. Quand la pièce a été bien saisie par l'alcool fort, la fixation de l'exsudat non fibrineux, mais coagulable, parce qu'il est chargé d'albumine, laisse au niveau de chaque bulle ronde une cavité également arrondie, à bords nets, limités par une sorte de membranule, répondant à la nappe de l'exsudat la plus voisine de l'air et qui se trouve précipité avec l'apparence d'une sorte de pellicule propre. Dans ce cas, la bulle réduite à son moule creusé dans l'exsudat sur les fragments de poumon durcis avec soin et de façon à être devenus purgés d'air, présente l'éclat légèrement chatoyant d'une perle creuse. Ce n'est qu'après mûr examen, que nous sommes arrivés à donner à ces figures leur interprétation exacte : on pourrait les prendre de prime abord pour des boules de leucine.

L'exsudat alvéolaire renferme dans la période de l'œdème transsudatif un certain nombre de globules blancs, mais exceptionnellement des globules rouges. La majorité des éléments cellulaires répandus dans cet exsudat et parfois au point de se toucher est constitué non plus par des cellules lymphatiques, mais par des cellules endothéliales de l'alvéole, revenues à l'état indifférent et affectant la forme globuleuse. Comme dans l'œdème aigu congestif, il y a donc ici dislocation du revêtement épithélial endothéliforme de l'alvéole. Mais, cela posé, nous trouvons une série de différences.

En premier lieu, les cellules endothéliales mobilisées et desquamées, puis revenues à la forme indifférente ne sont pas expulsées en masse et immédiatement par les voies bronchiques ; elles restent dans l'alvéole, en majeure partie du moins. En second lieu, si l'on a eu soin de ne pas traiter largement la préparation par l'eau, ou mieux de la traiter directement par l'éosine hématoxylique, immédiatement en sortant de l'alcool, rien n'est déplacé dans l'exsudat alvéolaire et l'on peut voir, du moins sur un certain nombre d'alvéoles, qu'outre les éléments endothéliaux revenus à l'état indifférent et compris dans l'exsudat, il existe sur la paroi alvéolaire une ligne de revêtement parfaitement continue. Cette ligne endothéliale est toujours formée soit par des cellules aplaties redevenues simplement un peu granuleuses, ligne parfois détachée en masse par le retrait de l'exsudat sous l'influence du coagulant et enserrant ce dernier comme un collier, ou bien par une ligne de cellules cubiques disposées à la surface de la paroi. La constatation de ce fait est très importante. Elle montre que l'endothélium alvéolaire, pénétré par le liquide de la transsudation et desquamé, est apte à reproduire très rapidement sa disposition épithéliale, à reformer incessamment la ligne de cellules limitant la surface respiratoire, quand bien même à l'intérieur de l'alvéole d'autres cellules endothéliales continuent à rester indifférentes, à se multiplier comme telles, à absorber les corps étrangers, etc. Nous sommes ici par suite en présence d'un double mouvement, l'un obéissant à l'incitation formative, c'est-à-dire multipliant les éléments endothéliaux détachés et ramenés à l'état embryonnaire par le fait mécanique de l'irruption dans l'alvéole du liquide de la transsudation; l'autre est au contraire un mouvement d'évolution réparateur, tout à fait analogue à celui qui, dans une phlyctène profonde reproduit la ligne génératrice, puis tout l'ectoderme au-dessous du corps de Malpighi soulevé, disloqué, et plus ou moins ramené pour nombre de ses éléments à l'état jeune et actif. Cela revient à dire que du fait de l'œdème transsudatif il s'élève dans l'alvéole et aux dépens de son endothélium : 1° un mouvement subinflammatoire auquel répond la prolifération des cellules endothéliales redevenues indifférentes; 2° un mouvement réparateur ayant pour but de reproduire autant que possible la surface respiratoire incessamment modifiée par la transsudation. Il nous va maintenant falloir examiner la signification de ces faits, examiner les faits analogues dont les parties non alvéolaires du lobule œdémateux sont le siège ; enfin voir où va mener ce double processus évolutif et réactionnel.

La signification du mouvement inflammatoire intra-alvéolaire se déduit pour ainsi dire d'elle-même. Nous trouvons dans cet état d'inflammation subaiguë la vérification de la loi posée en 1873 par M. Renaut : à savoir que l'œdème soutenu ramène à l'état indifférent exactement comme l'avait fait l'inflammation, les éléments cellulaires différenciés des tissus. L'endothélium de l'alvéole obéit à cette loi, d'une part par le retour à l'état embryonnaire, de l'autre par la reformation incessante de la ligne endothéliale. Ce dernier processus n'est en effet que l'équivalent de la phase cicatricielle de l'inflammation s'opérant au sein du tissu connectif. L'inflammation n'est-elle pas caractérisée par ces trois termes : retour à l'état indifférent, incitation formative, c'est-à-dire multiplication des cellules fixes redevenues jeunes ; reconstitution cicatricielle de la formation intéressée sur son type primitif ?

Ici la formation intéressée est l'endothélium alvéolaire. Son évolutilité est mise en train par une cause morbigène exerçant une action ménagée ; c'est pourquoi les différentes phases du cycle subinflammatoire prennent place presque simultanément et se trouvent réunies dans un même alvéole. C'est par là surtout que l'œdème ménagé diffère de l'œdème aigu congestif. Ce dernier exerce une vulnération si grande sur la formation endothéliale que cette formation semble au début disparaître, tandis qu'elle est ici lésée, mais non absolument bouleversée et en réalité annulée comme dans l'œdème congestif. Cette considération doit être retenue, car elle est la clef de l'évolution ultérieure de l'exsudat alvéolaire.

L'œdème agit sur les autres parties du lobule d'une façon qui ne diffère pas sensiblement de ce que l'on observe en général dans le tissu connectif; aussi, nous arrêterons-nous moins longtemps sur ce point. Le tissu connectif entourant les bronchioles terminales, ayant une constitution embryonnaire dans l'état normal, voit naturellement ce caractère s'exagérer dans l'œdème. La bande de tissu connectif modelé, satellite de la bronchiole intralobulaire, se comporte exactement comme le tissu fibreux du derme dans les mêmes circonstances. Des cellules migratrices nombreuses s'accumulent en files ou en îlots fusiformes dans les espaces interfasciculaires du derme muqueux. Enfin, au niveau du pied de chaque lobule composé, le tissu connectif lâche qui double les fentes interlobulaires présente des lésions d'œdème vulgaire. Ces mêmes lésions se poursuivent dans la ligne pédiculaire. Là, on voit le tissu conjonctif, rempli de globules blancs, commencer par places à prendre cette apparence gélatineuse que l'on observe dans le derme cutané qui a été pendant quelque temps le siège d'une infiltration œdémateuse soutenue.

En même temps les lymphatiques s'ouvrent largement; on les voit sectionnés en long ou en travers sous forme de larges trajets sans parois propres, gorgés de cellules lymphatiques. Il en est de même des boyaux sous-pleuraux. Quant aux fentes lymphatiques interlobulaires l'œdème ménagé ne les développe pas; il n'exerce pas une action mécanique suffisante pour déployer ces espaces. La signification de ces faits est la même que partout ailleurs au sein du tissu conjonctif: par le fait de l'œdème, les espaces interorganiques et les trajets lymphatiques se développent pour servir de voies au liquide de l'œdème, et servir de chemins de retour aux cellules lymphatiques dont il est chargé.

Le gonflement du tissu connectif est le résultat de l'imbibition de ses faisceaux et du développement de ses espaces interfasciculaires par le liquide de l'œdème. Cette imbibition, dans certaines circonstances, est poussée à un degré suffisant pour que la membrane vitrée de la muqueuse bronchique qui, dans l'état ordinaire est si mince, qu'il faut des artifices de préparation pour la mettre en évidence, se gonfle, triple ou même quadruple d'épaisseur et devient alors de prime abord visible à la surface interne des bronches interlobulaires. En particulier, dans un cas, cette vitrée s'est montrée avec une épaisseur tout aussi considérable que celle de la portion glomérulaire des glandes sudoripares, par exemple. En se gonflant, elle se festonne et forme une série de bouillons saillants vers la lumière de la bronche, exactement comme si on avait traité la préparation par l'acide acétique glacial. Au-dessous de cette vitrée, on distingue alors, sur les préparations traitées à l'éosine hématoxylique, une mince membrane élastique, limitante interne comparable à celle d'une artère; nous insistons sur ce fait parce que sa constatation est, en l'espèce, nouvelle.

Tout naturellement l'imbibition ne s'arrête pas à la

vitrée de la bronche. Dans tout œdème soutenu, non seulement le derme bronchique montre au-dessous de la limitante élastique de nombreux globules blancs, dont les plus superficiels sur un certain nombre de points se touchent tous et forment comme une surface, mais régulièrement aussi l'épithélium est pénétré par une multitude de cellules lympathiques en voie d'issue. On sait avec quelle facilité les cellules migratrices pénètrent dans les épithéliums cylindriques stratifiés des voies aériennes. A l'état normal, elles développent aisément le ciment mou qui unit ces cellules, s'y accumulent pour former des thèques, et ensuite sortir au dehors pour tomber dans le monde extérieur (Frey, Renaut, Störh). Sous l'influence de l'œdème, cette émigration prend un caractère excessif. L'épithélium est réellement dissocié par les éléments migrateurs qui infiltrent ses espaces intercellulaires. La ligne superficielle des cellules ciliées subit une desquamation incessante. Aussi à l'intérieur des bronches, on trouve une multitude de cellules à cils vibratiles mélangées à d'innombrables globules blancs, dont les uns sont restés vivants, dont les autres, morts, ont pris les caractères de globules de pus. Ces éléments sont englobés dans du mucus, et constituent le muco-pus qui souvent obstrue sur une grande étendue la lumière des fines ramifications bronchiques. Il n'est pas rare de voir au sein de ce muco-pus, dans des bronches dont l'épithélium, resté en place à la surface de la vitrée, est surtout composé par les cellules fusiformes de la couche profonde (cellules génératrices), de véritables rubans de cellules ciliées, répondant à la desquamation en masse de l'assise superficielle du revêtement épithélial. Dans tout ce mouvement, les cellules caliciformes sont devenues rares, on en trouve un très petit nombre, tandis que dans les bronches interlobulaires normales, elles existent en quantité innombrable. Ce fait est important, car il jette un véritable jour sur la signification de la lésion subie par l'épithélium bronchique. On sait que dans les entérites, accompagnées d'œdème inflammatoire accusé, et dont l'entérite du choléra peut être considéré comme le type majeur, on ne trouve plus, pour ainsi dire, une seule cellule caliciforme. Toutes ou presque toutes sont revenues au type ordinaire, c'est-à-dire au type cylindrique à plateau strié. C'est dire en d'autres termes, que la réaction inflammatoire des épithéliums cylindriques fait rétrograder leurs éléments devenus glandulaires vers le type ordinaire, celui de la cellule de revêtement non différencié. Le même fait se produisant dans l'épithélium bronchique, on en peut conclure que cet épithélium, comme l'endothélium de l'alvéole, subit du chef de l'œdème un mouvement subinflammatoire.

Quant aux glandes bronchiques différenciées, l'œdème les modifie moins profondément. Mais, plongées au sein d'un tissu connectif lâche ou modelé, rempli de cellules lymphatiques, elles sont mises, par le fait même, en activité. On sait, en effet, que l'indice de l'activité des glandes du type général salivaire est l'œdème périacinique. Ainsi s'explique, dans le cas de l'œdème soutenu, la tendance permanente à la sécrétion bronchique exagérée. En clinique, ce fait se traduit par la tendance aux bronchites, que l'on observe sinon en permanence, du moins à l'état de fréquence extrême dans les deux rétrécissements des deux orifices gauches.

Une fois que les lésions que nous venons de décrire auront été établies dans les canaux bronchiques par l'œdème soutenu, elles varieront peu. L'examen de nombreux poumons à différents stades de l'œdème chronique, ou de parties d'un même poumon intéressé à divers degrés par ce même œdème, nous a toujours montré des lésions très similaires de la muqueuse bronchique à côté de lésions alvéolaires et interstitielles, ou sensiblement, ou profondément différentes. La description que nous donnons ici des lésions des bronches est donc présentée une fois pour toutes ; dans ce qui va suivre, nous n'y ferons plus allusion que dans le cas où nous devrons indiquer des particularités de détails relatives à tel ou tel stade du processus œdémateux.

Au sein du tissu connectif périlobulaire, s'il s'agit de lobules placés sous la plèvre, mais surtout dans celui qui accompagne les bronches de distribution, les bronchioles intra-lobulaires et le rameau de l'artère pulmonaire commandant le lobule composé, les vaisseaux sanguins sont gorgés de sang, tout principalement les veines. Sur les préparations à l'éosine montées dans le baume, ces vaisseaux dessinent des injections naturelles de la plus grande beauté. On reconnaît alors les dispositions particulières des vaisseaux de distribution et des capillaires du système de l'artèrebronchique. Cette disposition est celle des vaisseaux du tissu connectif. Les réseaux capillaires sont décurrents le long des fusées et disposés, par rapport à elles, comme les folioles d'une feuille composée par rapport à leur pétiole commun. Bien entendu, cette disposition n'a pas la régularité ni l'élégance qu'on observe dans une membrane connective étalée sur un plan, tel, par exemple, que l'épiploon non fenêtré, mais elle est néanmoins parfaitement reconnaissable. Ces vaisseaux, siège d'une stase perpétuelle, méritent de nous arrêter un instant; c'est en effet leur étude qui va nous donner la clef des remaniements dont le parenchyme pulmonaire va devenir le siège, à la suite et en vertu de l'œdème chronique.

On sait que toutes les fois que l'œdème se maintient au sein du tissu conjonctif modelé, non seulement ce tissu s'accroît par le mécanisme de l'inflammation productive subaiguë, mais encore les vaisseaux sanguins qui le parcourent, prolifèrent. M. Renaut, dans sa thèse inaugurale, a mis ce fait hors de doute. Un nombre considérable de capillaires embryonnaires se développent alors. Nous employons le terme de capillaires parce qu'en réalité des vaisseaux néoformés n'ont le caractère ni d'artères ni de veines, pendant fort longtemps du moins. Ce sont de gos vaisseaux extrêmement friables et réduits pour ainsi dire à leur couche endothéliale, leur membrane propre étant si mince, qu'elle ne peut être mise en évidence. Il est aisé de voir que, dans le tissu conjonctif péribronchique, et dans celui qui entoure le rameau de l'artère pulmonaire pénétrant le lobule, l'hyperplasie de tissu connectif consécutive à l'œdème soutenu s'accompagne également de bourgeonnements vasculaires. Ce sont de gros vaisseaux à parois embryonnaires, hélicins, présentant des renflements et des rétrécissements successifs, comme tous les vaisseaux néoformés procédant dans leur extension par un mouvement de bourgeonnement.

Or, quittons pour un instant le poumon, et cherchons

à voir comment, d'une manière générale, s'opère au sein du tissu fibreux, l'extension des réseaux vasculaires par bourgeonnement. Nous faisons abstraction ici, bien entendu, du rôle initial que jouent les éléments vaso-formatifs; nous ne nous occupons que de l'extension des réseaux vasculaires par le mécanisme du bourgeonnement continu.

Considérons ce processus dans le derme embryonnaire d'un mammifère, tel que l'embryon de mouton, long de trois centimètres, par exemple. Les vaisseaux embryonnaires déjà formés et disposés aussi déjà en un réseau à mailles lâches, sont en train de multiplier les traits anastomotiques de ce réseau. Pour cela, sur un point de la paroi d'un d'entre eux on voit se dessiner une bosselure, disposée à la façon d'un anévrisme latéral. Nous choisissons, bien entendu, un point où il n'existe pas de pointes d'accroissement, c'est-à-dire qui ne réponde pas à un point d'insertion d'une branche pleine du réseau vaso-formatif initial. Progressivement, ce diverticule vasculaire en cul-de-sac s'accroît; il s'allonge, son extrémité en voie d'extension reste toujours large, tandis que le pied de la sorte de massue vasculaire figurée dès lors par le bourgeon, se rétrécit et devient plus ou moins régulièrement cylindrique. On voit souvent de semblables bourgeons vasculaires s'étendre sur une grande longueur, sans que rien paraisse venir à leur encontre. Mais, au bout d'un temps plus ou moins long, chaque bourgeon finit par en rencontrer un autre semblable et par le joindre. Après s'être joints par leur tête renflée, les deux bourgeons s'ouvrent l'un dans l'autre, et la continuité s'établit entre les deux. Dès lors un trait nouveau d'anastomose existe entre deux vaisseaux de distribution différente, et ce trait présente pendant longtemps, en son milieu, un renflement ampullaire répondant aux deux extrémités des bourgeons élargis en doigts de gant, et qui, après leur ouverture l'un dans l'autre, interceptent naturellement une dilatation fusiforme.

Telle est la loi du bourgeonnement vasculaire extensif dans le tissu conjonctif modelé. Le dernier fait que nous venons d'énoncer a en outre une importance capitale, puisqu'il démontre que par le bourgeonnement, des vaisseaux sanguins, n'appartenant pas à un même système de ramifications vasculaires, peuvent entrer en communication. Il suffit pour cela que le bourgeonnement extensif existe dans chacun des systèmes considérés, et que des conditions favorables de voisinage permettent aux bourgeons de se rejoindre. Or, nous allons trouver ici, par le fait même de l'œdème soutenu, les deux conditions réalisées.

On sait quelle est l'influence de la stase et de la transsudation œdémateuse sur les vaisseaux capillaires d'une région. Leurs parois se ramollissent, ils ne tiennent plus les injections artificielles. L'expérience de Tarchanoff ne laisse aucun doute à ce sujet (1). En même

(1) Tarchanoff. — *Des prétendus canaux qui feraient communiquer les vaisseaux sanguins et lymphatiques. (Arch. de physiologie, 1875.)* Dans ce travail, entrepris au collège de France, dans le but de vérifier les observations de J. Arnold, l'auteur a démontré qu'il n'y avait aucune communication entre les vaisseaux sanguins et lymphatiques. A la suite de la ligature de la veine fémorale, au bout de trois ou quatre jours, on remarque que les vaisseaux se sont dilatés et gorgés de sang; de distance en distance leurs parois se sont rompues et des foyers hémorrhagiques se sont produits

temps, la tendance au bourgeonnement s'effectue et se réalise lentement. Nous allons voir bientôt que les capillaires alvéolaires ne tardent pas à devenir le siège de ce double mouvement ; leur ramollissement favorise en même temps, dans une large mesure, l'acte de la diapédèse ; au fur et à mesure donc que l'œdème se soutient il devient :

1° De plus en plus largement diapédétique, à la fois dans les réseaux alvéolaires et dans les parties connectives du lobule;

2° De plus en plus prolifératif dans toutes les portions connectives du lobule;

3° Il réalise à la fois dans les parties connectives du lobule et dans ses parties alvéolaires les conditions de production du bourgeonnement vasculaire, qui, au hasard de sa végétation, peut amener des communications nouvelles entre le réseau vasculaire nutritif et le réseau fonctionnel.

Si l'on examine bien, l'on voit que ce sont là les trois termes majeurs de ce que l'on pourrait appeler l'équation cirrhotique du parenchyme pulmonaire, et que ces trois termes tendent d'abord à s'établir, puis à s'accroître parallèlement d'une manière indéfinie,

dans leur voisinage. Une injection de bleu de Prusse par le bulbe aortique détermine une rupture des tuniques des vaisseaux de la membrane interdigitale, directement observés ; et l'on voit la masse injectée se répandre dans les tissus ambiants avec un grand nombre de globules sanguins, en formant des figures étoilées, qui constituent un réseau purement artificiel, développé par l'injection et sans communication avec le système lymphatique. L'œdème a ainsi rendu beaucoup plus molles, plus vulnérables qu'à l'état normal les parois vasculaires.

dès que l'œdème transsudatif, cessant d'être épisodique, s'est établi à demeure dans le poumon.

La période de l'œdème transsudatif, c'est-à-dire d'œdème vulgaire devenu fixe, répond donc à un stade où se réalise l'encombrement passif des vaisseaux sanguins, l'encombrement par réplétion de toutes les voies et espaces lymphatiques, l'entrée en jeu du processus prolifératif du tissu conjonctif du lobule, le commencement du mouvement d'extension des vaisseaux sanguins effectué sous un mode qui va nécessairement modifier leur type. A partir de ce stade, les lésions réactionnelles du parenchyme pulmonaire vont s'accuser, et l'élargissement des proportions de la diapédèse, qui en est la conséquence directe, va apporter à ce processus des éléments utilisables de plus en plus nombreux, c'est-à-dire une multitude de cellules indifférentes capables au plus haut degré de prendre place dans les tissus néoformés et de servir de récrément aux édifications connectives qui vont se produire.

CHAPITRE V

L'œdème diapédétique dans le poumon et ses premières conséquences

SOMMAIRE : Ses caractères. — L'évolution pigmentaire, la cellule rouge. — La cellule rouge géante (le corps étranger pigmentaire). — Justification de l'hypothèse de Boy. — Leucocytose interstitielle, son rôle dans la chambre alvéolaire. — Ce que deviennent dans ces conditions les fibres élastiques. — Diminution de nombre. — Rupture. — Marche vers la dégradation de l'alvéole.

Les différentes phases de l'œdème chronique ne s'exécutent pas dans le parenchyme pulmonaire régulièrement par tranches successives, présentant chacune les lésions d'un stade dans toute son étendue. L'évolution, nous devons le répéter souvent pour ne pas laisser prise à l'erreur d'interprétation, se fait par points discontinus, bien entendu avec prédominance générale des lésions les plus avancées, dans les régions les plus déclives, là où l'œdème est toujours plus ancien et mieux soutenu. De cette façon, la phase diapédétique de l'œdème pulmonaire peut se montrer dans un point du poumon, tandis qu'un point très voisin ne montre encore que les lésions de l'œdème transsudatif et desquamatif décrit dans le chapitre précédent. La même remarque peut se faire pour les lésions plus avancées qui ordinairement sont entremêlées les unes avec les autres, entremêlées aussi avec des points où le parenchyme pulmonaire est demeuré relativement ou totalement sain.

Ce stade est essentiellement marqué : 1° par l'accroissement de nombre des globules blancs dans l'exsudat intra-alvéolaire ; 2° par l'introduction d'un nombre relativement considérable de globules rouges dans ce même exsudat, le nombre des globules rouges restant toujours de beaucoup inférieur à celui des éléments indifférents répandus dans l'alvéole ; 3° enfin par le commencement du mouvement de bourgeonnement des capillaires alvéolaires, et par l'épaississement de la paroi alvéolaire elle-même. Ajoutons enfin, pour clore l'énumération des termes majeurs du stade, l'apparition des cellules rouges, des cellules rouges géantes, et l'activité, poussée au plus haut degré, de la transformation pigmentaire.

L'exsudat alvéolaire remplit chaque alvéole comme dans le cas précédent. Le liquide qui le forme est en grande majorité dépourvu de fibrine : c'est encore un liquide de transsudation, une sérosité simplement albumineuse. Les cellules lymphatiques sont devenues très nombreuses ; à côté d'elles, on trouve de nombreux globules sanguins. Les éléments du sang ont donc les uns et les autres subi l'extravasation ; mais cette extravasation est restée absolument élective encore. La paroi vasculaire a laissé passer les globules blancs en nombre beaucoup plus considérable que les rouges, et elle a filtré le plasma en retenant sa substance fibrinogène.

Les cellules endothéliales, ramenées à l'état indifférent, globuleuses, sont en nombre souvent considérable ;

en revanche, le mouvement cicatriciel de l'épithélium alvéolaire a cédé le pas au mouvement de retour vers l'état indifférent. On trouve rarement la ligne endothéliale continue, ou même partiellement ordonnée par rapport à la paroi de l'alvéole. Quant aux cellules endothéliales, ramenées à l'état indifférent, elles ont pris pour la plupart un nouveau mode d'activité, qui ne va plus cesser pour ainsi dire de se poursuivre jusqu'à la fin du processus de l'œdème chronique. Leur rôle est devenu principalement celui d'éléments captateurs et modificateurs, puis, en fin de compte, d'agents destructeurs des globules rouges extravasés (1).

Elles deviennent alors sinon toutes, du moins en très grand nombre, de véritables *cellules rouges*. Mais ce ne sont point là des cellules rouges comparables à celles de la moelle des os. Elles ne sécrètent pas l'hémoglobine, elles la prennent aux globules rouges extravasés. Elles se chargent de cette hémoglobine, après avoir capté les globules rouges et les avoir dissociés. Ce fait est bien connu dans la pneumonie catarrhale (2). Dans l'œdème chronique, dont les lésions reproduisent en partie les traits de la pneumonie desquamative, cette transforma-

(1) Pour étudier ces cellules, il est indispensable de se servir de fragments du poumon fixés par le liquide de Müller, parce que ce réactif ne chasse pas, comme l'alcool, l'hémoglobine qui imprègne le stroma des globules rouges, ou le protoplasma des cellules à hémoglobine. On achève le durcissement par les méthodes ordinaires et l'on obtient surtout les préparations démonstratives sur des coupes reçues dans l'alcool éosiné, puis colorées ensuite soit par l'éosine hématoxylique, soit par le carmin de Grenacher. L'hémoglobine prend alors la coloration rouge brique caractéristique, et se distingue au premier coup d'œil.

(2) Cornil et Ranvier. *Manuel d'histologie pathol.*

tion est aussi évidente, et même sensiblement plus active. Après avoir disséminé diffusément dans leur protoplasma l'hémoglobine prise aux globules rouges, les grandes cellules endothéliales embryonnaires la transforment d'abord en une substance brune rougeâtre, puis en une autre d'un jaune doré, puis enfin en grains de pigment noir, qui plus tard seront cédés aux cellules fixes du tissu conjonctif néoformé, ou constitueront des amas pigmentaires arrondis, fusiformes, ou irrégulièrement stellaires, sur la signification desquels nous reviendrons ultérieurement.

Les cellules lymphatiques provenant de la diapédèse sembleraient de prime abord étrangères à ce mouvement de destruction globulaire. On n'en trouve que fort peu teintes par l'hémoglobine, ou renfermant des grains de pigment, dans l'aire de l'alvéole, parfois absolument gorgé de cellules rouges, jaunes ou pigmentées d'origine endothéliale, et reconnaissables à leur grande taille. Mais ce n'est là qu'une apparence ; on retrouve en effet des cellules lymphatiques pigmentées dans les portions conjonctives du lobule. En réalité donc, les cellules lymphatiques participent aussi à la transformation des globules rouges. Cela fait, elles émigrent au loin et de nouvelles cellules lymphatiques, tout récemment exsudées, les remplacent incessamment dans l'alvéole, où on les trouve non pigmentées, pour la simple raison qu'elles sont là depuis peu de temps, et n'ont pu qu'exceptionnellement commencer à transformer les globules du sang. Au contraire, les cellules endothéliales ramenées à l'état indifférent, n'émigrent pas aisément dans le tissu connectif, et on retrouve naturellement dans l'alvéole à l'état rouge, jaune ou pigmenté, celles qui n'ont pu être expulsées par les voies bronchiques. Ce qui montre bien que ces cellules restent sur place, c'est qu'elles sont de volume très différent. Les unes sont relativement petites, tout en dépassant en diamètre deux ou trois fois les cellules lymphatiques. Les autres sont d'énormes cellules rouges. Ce sont des éléments restés sur place et qui, se se nourrissant pour ainsi dire des produits de la dislocation des globules sanguins captés, ont pris un développement excessif. Leur protoplasma est tellement chargé d'hémoglobine, ou de la substance jaune ou brune qui résulte de la sorte de digestion de celle-ci par la cellule, que le corps cellulaire forme un globe arrondi, transparent, à éclat gras, exactement semblable à celui qu'on trouve dans les vraies cellules hémoglobiques de la moelle des os. Enfin, nous trouvons une autre forme, qui, jusqu'à présent, à notre connaissance du moins, n'avait pas été signalée au sein des exsudats alvéolaires catarrhaux quelconques.

C'est une cellule hémoglobique énorme, une véritable cellule géante d'un type tout particulier. Non-seulement en effet son diamètre transversal peut atteindre le cinquième ou même le quart du diamètre de l'alvéole, mais son protoplasma, chargé d'hémoglobine ou de matière brune, résultat de la transformation de celle-ci, est en outre granuleux. Les granulations très fines y sont ordonnées en séries régulières et le noyau est bourgeonnant ou même double comme dans les grosses cellules à noyaux bourgeonnants de la moelle des os, décrites par Bizzozero. Le corps protoplasmique est, de même, toujours sphérique ou ellipsoïdal ; il ne s'agit point ici, bien entendu, d'un élément comparable au myéloplaxe ou à la cellule géante rameuse du module tuberculeux.

Il s'agit au contraire d'une cellule qui, restée en place, a subi, en place aussi d'abord, des modifications nutritives, qui ont fait croître sa masse protoplasmique, l'imprégnant d'hémoglobine, et qui est ainsi devenue un élément d'une grande taille à la façon des cellules lymphatiques ordinaires séquestrées dans les pièges bien connus de Ziegler, formés de deux lamelles laissant entre elles un espace capillaire. Mais, de plus, la disposition régulière des granulations protoplasmiques qu'on finit par observer dans les plus grosses de ces cellules, semble avoir une autre signification.

Il y a longtemps déjà que notre maître, M. Chandelux, a montré l'existence dans les loupes calcifiées de cellules comparables à celles de la série ostéogénique de la moelle des os (1). Il a établi le premier que ces cellules volumineuses à noyaux souvent multiples et à granulations régulièrement ordonnées au sein de la masse protoplasmique sont en rapport avec une distribution soit d'apport, soit de départ, de particules minuscules telles que les substances calcaires, dans les loupes calcifiées, ou dans les parties du squelette en voie d'augment ou de résorption modelante. Ce sont en résumé, dans cette conception, de véritables agents de remaniement. Il semble bien qu'il en soit ainsi. M. le professeur Renaut (communication orale) vient en effet de

(1) Pour l'explication de cette série ostéogénique, voir le Mémoire, de M. Renaut, *sur la moelle osseuse, et le dispositif anatomique en rapport avec ses propriétés ostéogéniques connues.*

retrouver ces mêmes cellules dans un tissu tout à fait étranger au squelette ou aux parties calcifiées de l'organisme. Dans le foie de l'embryon du mouton, long de deux centimètres et demi à trois centimètres, les travées épaisses de cellules hépatiques sont attaquées et fenêtrées par des cellules toutes semblables, et qui ont d'abord un noyau bourgeonnant, puis ensuite des noyaux multiples. C'est ainsi que sont découpées, au sein des travées hépatiques pleines d'abord, les aires au sein desquelles s'établiront ensuite les îlots vaso-formatifs.

Dans notre poumon œdémateux, l'agent irritatif qui, comme la granulation calcaire, comme le parasite, est le point de départ d'un développement cellulaire à l'état géant, n'est autre que la substance même du globule sanguin détruit, et qui en fin de compte se transformera en grain de pigment, corps étranger plus volumineux et plus aisément saisissable. Le rôle de ce corps étranger irritant, sur les transformations ultérieures du poumon, a été très judicieusement mis en lumière par Boy. De plus, au moment même où les remaniements vont s'accuser au sein du parenchyme pulmonaire, nous voyons apparaître dans l'alvéole, la cellule qui, ailleurs, est presque constamment l'indice, elle aussi, de remaniements.

Ceux-ci s'opèrent d'abord dans le réseau vasculaire de l'alvéole. A ce stade sur un nombre d'entre eux, les vaisseaux énormément élargis commencent à faire saillie en dedans de la cavité alvéolaire, soit sous forme de boucles, que l'on voit latéralement avec l'aspect d'excroissances, soit sous celle de saillies d'apparence diverticulaires, déjà comparables à celles dont on constate l'existence dans les réseaux vasculaires en voie d'extension par bourgeonnement. Sur une coupe un peu épaisse, présentant une injection naturelle, mise en évidence par l'éosine, cet aspect est frappant; il semble que tous les vaisseaux du réseau fonctionnel tendent à végéter vers le centre de l'alvéole, par une série de relèvements disposés et contournés dans une multitude de sens. C'est là, du reste, un fait qui a frappé tous les auteurs, qui jusqu'ici ont abordé notre sujet. En même temps, l'emploi de l'éosine hématoxylique ou du carmin de Grenacher, montrent que, non seulement les parois alvéolaires ont subi un épaississement double ou triple de leur diamètre, mais encore qu'il existe à ce niveau une infiltration de cellules jeunes. Il est difficile de dire, si l'on a affaire à une simple infiltration lympathique le long des vaisseaux, ou déjà à une prolifération connective vraie. On sait en effet que les cellules migratrices, s'insinuant dans des espaces interorganiques très étroits, s'aplatissent et se réduisent en lames minces, acquérant ainsi souvent l'aspect exact de cellules connectives. On sait d'ailleurs qu'en réalité c'est ainsi qu'elles se fixent.

Le problème devient dans ces conditions beaucoup moins important à élucider. Par contre, on observe en même temps un fait qui démontre péremptoirement que la paroi alvéolaire change de type, revient à l'état jeune, en un mot subit, elle aussi, un mouvement subinflammatoire conduit manifestement dans un sens productif. Les fibres élastiques diminuent de nombre, et sur certains points disparaissent, comme si elles subissaient une sorte de fonte. C'est là un phénomène qui, dans toute formation du type connectif, permet d'affirmer que l'on est en présence de l'inflammation subaiguë.

Dans le stade irrégulièrement disséminé au sein du poumon, que nous appelons le stade d'œdème diapédétique, après l'endothélium alvéolaire modifié dès le début, après le tissu connectif du lobule, mis ensuite en instance d'irritation formative, nous voyons la paroi alvéolaire entrer en jeu de la même façon et développer de plus en plus sa tendance au retour vers le tissu connectif ordinaire. La structure différenciée des diverses parties du lobule se dégrade donc de plus en plus, les vaisseaux disposés pour la fonction modifient leur type ; l'aire de l'alvéole cesse d'être le lieu où le sang vient subir son récrément normal en absorbant l'oxygène. Cette aire alvéolaire, au sein de laquelle désormais les globules rouges viennent se perdre, au lieu de s'oxygéner, s'est transformée en un véritable agent de spoliation pour le liquide nourricier. Au fur et à mesure que la zône d'œdème diapédétique s'étend, que les alvéoles intéressés par l'œdème à ce stade se multiplient au sein du parenchyme pulmonaire, la fonction respiratoire se restreint d'un pas égal, et elle est remplacée par une spoliation sanguine continue, minime pour chaque alvéole il est vrai, mais dès maintenant fatale et ne devant plus jamais cesser d'exister.

CHAPITRE VI

De l'œdème hématique et de l'apoplexie lobulaire

Sommaire : I. L'œdème hématique. — Absence de coagulation spontanée par faute de fibrine dans l'exsudat. — Abondance et rôle des cellules endothéliales embryonnaires. — L'œdème hématique est une hémorrhagie élective intra alvéolaire.
II. Apoplexie lobulaire; c'est une hémorrhagie vraie par rupture. — Distinction de l'infarctus hémoptoïque et de l'apoplexie lobulaire. — Infarctus rond, festonné. — A quoi répond l'induration brune. — Etude macroscopique du poumon connu sous cette désignation.

I

En même temps que dans le poumon œdémateux l'extension du tissu conjonctif se prononce, et que l'épaississement et l'infiltration embryonnaire des parois alvéolaires se poursuit parallèlement, les lésions dont l'intérieur de l'alvéole est le siège prennent, par îlots disséminés, des caractères nouveaux. L'exsudat devient de plus en plus hématique ; il renferme un nombre toujours croissant de globules rouges, si bien qu'à un moment donné, de distance en distance, on voit les alvéoles remplis de globules rouges du sang, mélangés d'un nombre toujours anormalement considérable de globules blancs, et d'une grande quantité de cellules endothéliales embryonnaires rouges ou pigmentées. Cependant les vaisseaux alvéolaires gonflés dans la majorité des cas par une injection naturelle, ce qui montre qu'ils *tiennent le sang*, ne présentent aucun des indices ordinaires, indiquant leur rupture. Ces indices sont, on le sait, la présence aux points rompus d'un amas de globules blancs fondus en masse et répondant au thrombus blanc de Zahn, l'existence aux mêmes points rompus d'un nuage de globules rouges formant une sorte de rosette ou une étoile. Rien de cela n'existe : les capillaires turgides présentent leur continuité et leur régularité ordinaires. De plus, le contenu de l'alvéole, devenu en apparence complètement sanguin, ne renferme pas de fibrine.

Ce caractère est capital. Il montre que, dans ce cas, nous n'avons point affaire à une hémorrhagie par rupture, ou comme disaient les anciens par *rhexis ;* nous sommes ici en présence non point d'une hémorrhagie vraie, c'est-à-dire d'un phénomène en vertu duquel le *sang complet* sort des vaisseaux, mais bien de ce que M. le professeur Renaut appelle une *hémorrhagie élective* parce que les éléments du liquide nutritif ne sont pas groupés dans l'exsudat avec leurs proportions normales (1). De telles hémorrhagies incomplètes, créant une sorte de variété d'œdème sanglant, auquel il convient de réserver le nom d'œdème hématique ont pour origine même, la longue période de diapédèse qui a précédé. « La diapédèse, dit M. le professeur Renaut, (art. cité page 345) crée dans le système vasculaire normalement clos des ouvertures minuscules et temporaires, mais qui peuvent être à un

(1) J. Renaut. Art. hémorrhagie. — *Dict. encyclopédique des sciences médicales*, p. 342 — article encore sous presse dont M. Renaut a bien voulu nous communiquer les épreuves.

moment donné assez nombreuses pour transformer le canal vasculaire, momentanément, en une sorte de drain poreux. C'est là un mode d'effraction, de rupture ou de *rhexis* à la fois microscopique et momentané.

C'est dans ce sens restreint qu'il convient, je crois, de comprendre l'hémorrhagie par diapédèse. Cette hémorrhagie, exagération du processus normal dans lequel l'issue des globules blancs et de la sérosité s'accompagne toujours de celle d'un certain nombre de globules rouges, est le résultat de ruptures multiples et comme ponctuées des vaisseaux. Ces derniers ne laissent pas passer les éléments divers du sang comme le ferait un filtre, mais bien comme le ferait un crible. Toujours aussi l'influence de la paroi, restée relativement intacte, s'exerce sur le sang qui sourd au travers d'elle ; cette paroi ne laisse pas sortir le sang en masse, tel qu'il était dans le vaisseau ; elle modifie les proportions de ses éléments dans l'exsudat. La nappe hémorrhagique est alors formée par du sang ; mais dans ce sang le rapport des globules rouges au plasma ou aux globules blancs a subi une variation notable en vertu d'une sorte d'élection particulière. C'est pourquoi j'appellerai souvent les *hémorrhagies diapédétiques* des hémorrhagies *électives*. Quant à celles qui se produisent en vertu d'une rupture vraie, persistante, appréciables aux investigations anatomo-pathologiques et qui sont de beaucoup les plus nombreuses, je leur conserverai, à l'exemple de Conheim, la vieille dénomination d'*hémorrhagies par rhexis*. »

Cela posé, il devient maintenant facile de comprendre comment on trouve tous les intermédiaires au sein d'un même poumon ou d'une même partie du poumon, et sur des points très rapprochés, entre les lésions de l'œdème diapédétique ordinaire, et le cas où l'alvéole, absolument distendu par des globules rouges, semblerait de prime abord rempli par du sang complet, si l'on ne constatait pas au point lésé l'absence de tout réticulum fibrineux. La présence de très nombreuses cellules endothéliales revenues à l'état embryonnaire au sein des alvéoles ainsi envahis par les globules rouges permet toujours de les reconnaître de prime abord, comme ressortissant à l'œdème hématique et non pas à une hémorrhagie vraie. Il y a encore un autre caractère très important, mais qui malheureusement ne s'observe pas dans tous les poumons : c'est la présence de ces loges arrondies de volume variable et d'apparence perlée que nous avons rapportées à des moules de bulles d'air. Ces moules de bulles d'air ont, on s'en souvient, pour origine, la coagulation de l'exsudat par les réactifs, tels que l'alcool fort, alors que cet exsudat renfermait des bulles d'air véritables. Pour y pénétrer, ces bulles d'air avaient dû nécessairement trouver l'exsudat liquide, ce qui prouve bien que celui-ci n'était pas constitué par du sang complet. Le sang, sorti des vaisseaux rompus, se coagule, en effet, dans les alvéoles.

La lésion que nous venons de décrire est donc toute différente d'une autre dont nous allons parler un peu plus loin, et que nous proposons de nommer *l'apoplexie lobulaire.*

L'œdème hématique, bien qu'il soit caractérisé par un acte de diapédèse ayant pour résultat d'extravaser, à l'encontre de ce qui arrive dans l'œdème aigu congestif, infiniment plus de globules rouges que de globules blancs, est de toutes les lésions étudiées par nous jusqu'ici, celle qui ressemble le plus à l'œdème aigu congestif. Là où elle s'opère, elle semble s'effectuer brusquement, distendant les alvéoles au maximum sans toutefois les rompre, ni les anémier complètement par contre-pression. Il en est tout autrement à la périphérie de la lésion; dans un cas particulier provenant du service de M. le professeur Renaut (1), nous avons, en effet, trouvé ces capillaires dilatés, mais complètement exsangues.

L'explication de ce fait est facile à donner par le développement rapide des portions intéressées par l'œdème hématique, et le brusque état de perte des vaisseaux compris dans son aire. Cette sorte de fuite centrale peut, en effet, arriver à vider de globules rouges les vaisseaux de la périphérie, qui néanmoins restent par place distendus par du plasma pur, et sont saisis dans cet état par le réactif coagulant. Bref, il s'agit ici à nos yeux, d'un fait de rupture d'équilibre dans le régime circulatoire des parties.

II

L'apoplexie lobulaire est une hémorrhagie vraie; c'est une inondation sanguine et non plus une inondation

(1) Homme de 56 ans, rein unique en fer à cheval partiellement kystique; dans le reste du rein, néphrite interstitielle; hydronéphrose de l'artère gauche; — insuffisance mitrale, asthémie cardiaque, asystolie compliquée d'urémie dyspnéique. — Œdème diapédétique et partiellement hématique des bases des deux poumons.

par une sérosité transsudée, entraînant un nombre considérable de globules rouges. Cette hémorrhagie remplit soit un lobule entier, occupant la cavité de tous ses alvéoles, soit une portion de lobule seulement, commandée par une bronchiole terminale. Les alvéoles sont pleins de sang, de sang complet; les globules rouges sont enserrés dans un réseau de fibrine. Ces globules rouges sont serrés, tassés les uns contre les autres, comme s'ils s'étaient répandus sous pression; l'endothélium alvéolaire a absolument disparu sous ses deux formes; c'est à peine si, çà et là, on rencontre une grosse cellule rouge ou pigmentée. L'hémorrhagie coagulée constitue un moule compact, comparable à ceux que l'on obtient sur les pièces préparées par corrosion. Sur les coupes du poumon, colorées lentement dans l'alcool faiblement éosiné, les points d'apoplexie alvéolaire se reconnaissent sous un faible grossissement par leur forme festonnée, dessinant les limites des lobules élémentaires par leur surface unie, où la coloration rouge brique de l'hémoglobine est intense et uniforme. Ces îlots festonnés apoplectiques sont entourés d'auréoles d'un rouge hémoglobique plus clair, ou de traînées présentant le même aspect : aires dans lesquelles on reconnaît de prime abord des points d'œdème hématique, à la présence des nombreuses cellules pigmentées dont les grains noirs sèment la surface, comme d'une poussière à grains espacés.

Les apoplexies lobulaires répondent manifestement à des hémorrhagies par rupture. Ces hémorrhagies ont pour siège habituel les grosses fusées veineuses. Les points rompus sont marqués par des amas de globules sanguins, et par d'autres traînées de globules rouges partant de ces points dans une direction radiée, comme si la veinule avait éclaté en un point faible, sous l'influence de la pression.

Lorsque les îlots d'apoplexie lobulaire sont disséminés au sein d'un parenchyme où s'entremêlent, souvent sans ordre, les lésions de l'œdème transsudadif, diapédétique et hématique, et enfin celle de la sclérose pulmonaire à ses différents stades d'évolution, on peut compter les points d'apoplexie, reconnaître leur forme et les différencier très aisément de l'apoplexie pulmonaire du type ordinaire, c'est-à-dire de l'infarctus hémoptoïque. Les deux lésions n'ont qu'un seul point de contact, la présence du sang complet dans les alvéoles. Ce n'est pas ici le lieu de décrire le noyau classique de l'apoplexie pulmonaire par thrombose ou embolie; sa branche vasculaire maîtresse oblitérée par un caillot, sa coupe sèche et d'un pourpre noir, son liseré anémique bordé en dehors par une bande de congestion purpurine, enfin sa disposition pyramidale le feront reconnaître, sinon du premier coup, du moins à un examen un peu attentif. Au contraire la disposition festonnée de l'hémorrhagie lobulaire, son atmosphère d'œdème diapédétique ou hématique, intense à divers degrés et sur laquelle néanmoins elle tranche, enfin l'absence de caillot ancien dans le vaisseau origine de l'hémorrhagie, constituent ici des caractères tout aussi typiques que ceux de l'infarctus.

Mais la distinction peut devenir difficile lorsque l'hémorrhagie lobulaire s'établit sur une multitude de points assez rapprochés pour devenir confluents. Dans ce dernier cas, on est en présence d'une lésion hémorrhagique sur laquelle on a jusqu'ici peu insisté et qui, notamment, ne trouve pas sa place dans l'excellente thèse, devenue aujourd'hui classique, de Duguet. C'est cette lésion que le professeur Renaut désigne en passant sous le nom d'apoplexie diffuse, dans son récent travail sur la circulation pulmonaire dans le rétrécissement mitral(1). Nous lui donnerons aujourd'hui avec lui le nom d'*infarctus diffus festonné.*

L'infarctus diffus festonné, conséquence de l'apoplexie lobulaire diffuse ou à éléments confluents, est une lésion que l'on observe fréquemment dans les poumons des vieux cardiaques, et principalement chez ceux qui sont porteurs d'un rétrécissemeut mitral pur, ou d'un rétrécissement aortique prononcé. Cela revient à dire que ces lésions s'observent de préférence dans les deux cas où les conditions de stase, cause efficiente de l'œdème pulmonaire chronique évoluant jusqu'à la cirrhose, sont depuis longtemps et avec intensité réalisées et maintenues. On voit alors, au sein du lobe inférieur et du lobe moyen, s'il s'agit du côté droit, des noyaux d'un pourpre noir, au sein desquels le parenchyme est spongieux, et qui se dégradent sur leurs bords, diffusément, par des nappes d'œdème hématique donnant à la coupe l'impression d'un parenchyme infiltré de gelée de groseilles. Ces noyaux, sur d'autres points de leur pourtour, se terminent par des lobules dessinant des festons, soit remplis de sang noir, soit occupés par une masse hématique d'un rouge orangé ou d'un brun grisâtre. Si l'on

(1) *Province médicale*, 11 déc. 1886, p. 20, 2e colonne.

suit les vaisseaux qui abordent ces infarctus diffusés, arrondis, on voit qu'ils appartiennent à diverses sources vasculaires, et ne renferment aucune formation en caillot, comparable à celle corrélative à une thrombose ou à une embolie. Enfin, sur un certain nombre de points, ces apoplexies lobulaires, soit isolées, soit agminées, soit enfin réunies en masse et fondues en infarctus diffus festonné, ont subi, par points ou par surfaces plus ou moins étendues, des modifications régressives analogues à celles dont toutes les lésions hémorrhagiques deviennent le siège à un moment donné.

En effet, dorénavant toutes ces hémorrhagies alvéolaires vont se comporter comme de véritables caillots. Rendues solides par la coagulation, elles vont être secondairement attaquées, puis pénétrées par les globules blancs, ou, à la manière des caillots spontanés des veines dans la *phlegmatia alba dolens*, envahies par des bourgeons vasculaires partis des portions connectives du lobule en voie de prolifération et de néoformation cirrhotique. En fin de compte, ces hémorrhagies constitueront des chemins par lesquels la sclérose pulmonaire prendra ses voies d'extension. Sur d'autres points, l'exsudat hémorrhagique subira des modifications régressives, sans être sensiblement remanié par des éléments migrateurs. Les globules rouges deviennent muriformes, crénelés, ils se fragmentent en même temps que la fibrine passe à l'état granuleux. L'hémoglobine se sépare en partie du stroma fragmenté ; la masse sanguine se décolore, prend un aspect gris rosé, une consistance friable, comparable à celle de la pneumonie caséeuse orangée. Nous sommes ici en présence de la régression granuleuse, de l'évolution pseudo-caséeuse des points d'apoplexie lobulaire. Sur les préparations colorées par l'éosine et le carmin de Grenacher, ces parties se reconnaissent à leur teinte rouge de brique faible et comme lavée, à leur aspect granuleux sous un faible grossissement et à leur forme festonnée : la configuration typique, qui dessine les limites du lobule élémentaire envahi primitivement par l'hémorrhagie, subsistant même à ce stade. Dans les préparations fixées par le liquide de Müller et qui ont été colorées par le carmin aluné, puis montées dans la glycérine picrocarminée, les caractères ne sont pas moins tranchés ; les points d'apoplexie lobulaire en régression ne présentent plus la couleur rouge orangée que le picrocarminate donne à l'hémoglobine, mais bien une teinte jaune d'or.

Toutes ces hémorrhagies disséminées, agminées par îlots, ou confondues pour former des infarctus diffus, constituent donc en réalité une série de corps étrangers, qui, au fur et à mesure de leur évolution régressive, vont être ou pénétrés, morcelés par des globules blancs et les bourgeonnements vasculaires, ou traités par le tissu connectif des lobules à la façon de tous les corps étrangers résorbables en détail, c'est-à-dire entourés de bandes de sclérose. C'est là, notamment, ce qui arrive à la périphérie des lobules occupés par l'apoplexie lobulaire. Le lobule, de cette façon, pris par le tissu connectif à sa périphérie, abordé à son centre par le même tissu qui tend sans cesse à le pénétrer en se développant autour des vaisseaux pulmonaires et des ramifications bronchiques, est fatalement destiné à disparaître dans la lutte; et désormais la sclérose pulmonaire, la véritable cirrhose du poumon d'origine cardiaque, va de plus en plus s'accuser. On voit maintenant, et pensons-nous de la façon la plus claire, quelles sont ses relations avec l'œdème pulmonaire, qui, de transitoire et de latent qu'il était au début, s'est fixé dans le poumon et y a poursuivi son évolution progressive.

C'est surtout alors que se trouve réalisée la lésion complexe, que les anatomo-pathologistes ont désignée sous le nom d'induration brune. Le poumon, semé d'alvéoles enflammés suivant le mode catarrhal mis en train par l'œdème transsudatif et l'œdème diapédétique, est par points ou par nappes le siège d'œdème hématique ou d'apoplexies lobulaires à divers stades d'évolution. L'inflammation interstitielle subaiguë ou productive des portions connectives du parenchyme pulmonaire a créé des bandes de sclérose qui se ramifient partout. A la coupe, le poumon n'a plus la consistance molle et comme aérienne qu'il avait dans l'œdème transitoire. C'est désormais, là, un parenchyme induré diffusément, qui donne une section nette, spongieuse et aréolaire, pigmentée de coloration brune diffuse, sur laquelle tranchent par leurs teintes diverses les points hématiques diversement évolués. Il semble alors que l'on tranche un poumon congelé, un parenchyme formé d'innombrables cloisons dures. Un pas de plus au-delà de cet état et nous sommes arrivés au stade de *cirrhose disséminée* qui va faire l'objet de notre dernier chapitre de description.

CHAPITRE VII

Des lésions clôturales de l'œdème pulmonaire chronique : cirrhose pulmonaire disséminée

SOMMAIRE : I. Description du poumon mitral. — Cirrhose pulmonaire disséminée : lésions des alvéoles, des bronches, du tissu connectif du lobule. — Changement de type des vaisseaux alvéolaires : retour au type connectif.
II. Conséquences du processus. — L'embarras respiratoire. — La déperdition sanguine et la restriction progressive du champ de l'hématose. — Etablissement du cycle aberrant. — Influence sur la nutrition générale.— L'arrêt de croissance.

Pour étudier avec fruit les lésions terminales de l'œdème chronique, il convient de s'adresser à des cas types. Ces cas devront être choisis de telle façon que les conditions de stase dans le poumon aient été portées à un degré excessif. Tel était celui choisi par M. le professeur Renaut dans son travail sur la circulation pulmonaire dans le le rétrécissement mitral. Dans ce poumon que nous avons pris à notre tour pour base de notre description, à la fois toutes les lésions de l'œdème chronique, en tant que modes d'exsudat, et toutes celles de la sclérose avaient été portées à leur maximum en vertu même d'une disposition exceptionnelle : la présence d'un caillot ancien, volumineux et en grelot dans l'oreillette gauche, caillot formant soupape pendant la présystole et venant annuler presque complètement un orifice déjà considérablement rétréci.

Dans de pareilles conditions, les effets de l'œdème sont excessifs, et les variations dont le parenchyme pulmonaire est par suite devenu le théâtre se montrent avec une clarté pour ainsi dire schématique. Pour en déduire la signification, il ne reste plus qu'à en tirer des corollaires qui sautent aux yeux.

On reconnaît alors que, sur une multitude de points, et disséminée dans tout le poumon qu'elle indure et auquel elle donne la consistance d'une éponge fine, existe une sclérose typique ayant son origine le long des bronches interlobulaires, des bronchioles intralobulaires et des bronchioles terminales, puis de là se répandant dans le parenchyme alvéolaire. Du pourtour de ces portions de l'arbre bronchique partent de larges bandes de tissu conjonctif jeune, infiltrées par des globules blancs disposés en files ou réunis en îlots, et présentant de nombreuses traînées de pigment noir, enfin parcourues par un réseau extrêmement riche, sinueux et embrouillé de capillaires néoformés sur le type connectif, versant leur sang en retour dans d'énormes veines dilatées exclusivement tributaires des veines bronchiques. Sur leur marge, ces bandes se dissocient à la façon de racines pour pénétrer dans le parenchyme pulmonaire en s'atténuant de plus en plus. De la sorte, les portions de ce parenchyme adjacentes au plein de chaque traînée, sont constituées par des alvéoles séparés les uns des autres par des bandes de tissu fibreux, souvent d'une largeur égale ou même supérieure à celle des alvéoles qu'elles séparent. Ces alvéoles, en voie d'atrophie, prennent la forme d'une aire stellaire, puis, progressivement, celle d'une fente étoilée à bords affrontés jusqu'au contact. L'exsudat remplissant ces alvéoles subit alors des modifications remarquables. Les cellules indifférentes d'origine endothéliale, hémoglobiques, jaunes ou pigmentées, occupent le milieu de l'espace, devenant de moins en moins nombreuses au fur et à mesure que cet espace se restreint. Sur les bords de chaque espace, une ébauche de revêtement épithélial, consistant dans une ligne de cellules cubiques, se reforme, puis disparaît par atrophie quand les bords se sont accolés et que l'alvéole effacé est réduit à une simple fente, analogue à celles du tissu connectif.

Bref, nous retrouvons ici le mode exact d'atrophie alvéolaire au sein du tissu fibreux, mis en lumière par Thaon dans sa remarquable thèse inaugurale. De plus, nous saisissons dans ce cas la signification des gros amas de pigment : ovalaires, stellaires ou diversement figurés que l'on voit engagés dans les bandes de sclérose pour y former des taches massives, très différentes du semis de pigment déterminé par l'action des cellules lymphatiques ordinaires. On trouve, en effet, tous les intermédiaires entre ces amas de pigment et les amas pigmentaires des alvéoles incomplètement effacés. Ces taches sont ce qui reste de l'œdème hématique ; ainsi donc, elles marquent le lieu d'anciens alvéoles effacés. La transformation pigmentaire intra-alvéolaire, opérée sous l'influence des cellules endothéliales revenues à l'état embryonnaire et qui n'émigrent pas, s'effectue donc en place jusqu'au bout.

Au fur et à mesure que l'on s'éloigne de la marge des

grandes bandes de sclérose, les travées fibreuses diminuent d'épaisseur ; puis, si deux systèmes de bandes pénétrantes parties de deux lignes interlobulaires différentes n'arrivent pas à se rejoindre, on tombe sur des espaces dans lesquels le parenchyme pulmonaire est simplement le siège des stades inférieurs d'œdème chronique ou même reste relativement sain, perméable à l'air. Mais toujours au sein d'un tel tissu, et en dehors des grandes bandes ou des nappes de sclérose coalescentes, on voit toujours de petites bandes scléreuses courir le long des artères, des artérioles et des bronchioles intra-lobulaires coupées en long, ou partir comme des étoiles de ces mêmes canaux coupés en travers. De là, le tissu connectif s'avance dans le parenchyme pulmonaire comme par une multitude de pointes. La charpente connective du poumon a pris le pas ; elle constitue un système interlobulaire et périlobulaire de grosses travées, un système intérieur de travées plus petites, partant du pourtour de tous les canaux intra-lobulaires aérophores ou sanguins. De là l'apparence spongoïde du poumon, sa dureté, sa fermeté à la coupe, comparable à celle d'un poumon à demi insufflé, puis soumis à la dessiccation.

C'est la pneumonie chronique formative, la cirrhose du poumon. Elle est de tout point comparable à la dermite formative ou éléphantiasis port œdémateux de la peau. Au sein des parties connectives du lobule pulmonaire, exactement comme dans le derme, l'œdème persistant a donc créé la sclérose par le mécanisme de l'inflammation subaiguë et soutenue.

Il en est de même dans les parties alvéolaires. Dès

que l'œdème s'y est fixé, il a modifié la surface respiratoire également par le mécanisme d'une inflammation chronique et subaiguë. La formation alvéolaire a ici répondu à l'incitation suivant ses aptitudes réactionnelles propres.

A l'encontre du transsudat œdémateux, elle a réagi par l'*alvéolite catarrhale*, c'est-à-dire par la lésion de la pneumonie lobulaire — c'est-à-dire encore de la même façon qu'en présence de toute irritation aseptique : un fil de catgut, une injection interstitielle de quelques gouttes de nitrate d'argent à 1 p. 500.

L'œdème soutenu, qui, dans la peau, suscite la dermite proliférante et dans le corps papillaire le papillôme diffus du tégument, aboutissant à des lésions hypertrophiques, procède donc d'une façon au fond identique dans le parenchyme pulmonaire.

Seulement, nous n'avons plus ici affaire à un organe relativement simple, mais bien à un organe à la fois complexe au plus haut degré et dont toutes les parties sont différenciées pour un but précis. Nous assistons donc à une série de réactions, ayant chacune sa physionomie propre. Dans les parties épithéliales de l'arbre bronchique, c'est la desquamation incessante, le retour du derme bronchique à l'état embryonnaire, le développement de la vitrée devenue aussi épaisse que chez l'embryon de quatre mois.

Bref, c'est la bronchite, mais la bronchite de l'œdème chronique, différente aussi bien d'une autre par ses caractères cliniques, dont nous n'avons pas à nous occuper ici, que par ses caractères anatomiques, dont le principal est celui de s'accompagner d'un exsudat formé d'une innombrable quantité de globules blancs et de cellules ciliées desquamées, qui ne deviennent que très exceptionnellement du muco-pus. C'est donc là une bronchite presque aseptique. Le picro-carminate, l'éosine hématoxilique teignent avec énergie tous les noyaux dans ces bouchons formés de globules blancs et de cellules cylindriques qui oblitèrent pour ainsi dire d'une façon tellement étroite, même les fines bronches interlobulaires du diamètre d'une plume de pigeon, que, sur la coupe du tissu durci, leur lumière paraît occupée par une substance blanche, grenue, homogène dans toutes ses parties. Ici encore, nous devons relever un caractère : la disparition dans une très large mesure des cellules caliciformes des fines bronches : phénomène à peu près étranger aux lésions des bronchites du type ordinaire.

Du côté des parties connectives du lobule, c'est aussi une lésion connue dans le poumon que nous constatons ici : c'est la pneumonie interstitielle. Mais combien cette pneumonie interstitielle ne diffère-t-elle pas de celle de la tuberculose, de celle de la syphilis pulmonaire ? Formant à la facon de la cirrhose annulaire du foie de grandes bandes interlobulaires, elle attaque aussi le lobule à son intérieur, en partant des canaux aériens et vasculaires de distribution qui s'y engagent. De là sa double charpente inter et circumlobulaire puissante, intralobulaire à traits grêles. De plus, si nous joignons à ces caractères celui de la dissémination des lésions par points rayonnants dans de grandes étendues du parenchyme du poumon, nous nous trouvons encore dans ce cas en présence d'un type de pneumonie interstitielle défini et en grande partie spécial à l'œdème chronique.

Enfin, l'alvéolite a aussi ses caractères reconnaissables sinon au premier coup d'œil, du moins à un examen attentif. Par son exsudat, cette alvéolite reproduit d'abord à peu près le type de l'inflammation catarrhale, quelle qu'en soit la cause. Mais combien de différences dans l'évolution ! Nul part ailleurs que dans l'œdème chronique, on ne voit le mouvement de transformation du sang introduit dans l'alvéole par l'œdème hématique, s'opérer avec cette intensité, sous l'influence des cellules endothéliales revenues à l'état embryonnaire. C'est seulement dans l'œdème soutenu que l'on voit s'effectuer pour ainsi dire *le travail en grand* des cellules hémoglobiques, que l'on constate leur passage à l'état de cellules rouges géantes, et que l'on voit enfin, sous l'influence combinée de l'irritation intra-alvéolaire et de la sclérose, se produire le changement de type du réseau sanguin fonctionnel : changement porté à son maximum dans le rétrécissement mitral pur et excessif et décrit comme il suit par M. le professeur Renaut dans le poumon qui lui a servi d'objet d'étude, et que nous prenons aussi pour type de la transformation des réseaux alvéolaires.

« Les injections naturelles qui, dans le cas considéré, sont aussi parfaites que des injections à la gélatine colorée, montrent qu'un remaniement fondamental s'est opéré, au sein et aux confins des nappes cirrhotiques, dans le système vasculaire du poumon. Les réseaux des capillaires alvéolaires sont, on le sait, typiques. Commandés par des artérioles satellites de la bronchiole intralobulaire et des bronchioles terminales, ils versent le sang en retour dans les veinules pulmonaires situées dans les intervalles des lobules secondaires. Or, quand la pneumonie chronique, venue et comme poussée du pourtour des bronches, vient à gagner les alvéoles, le réseau vasculaire de celles-ci n'est plus disposé en surface respiratoire. A la place des capillaires en réseau étroit, interceptant des fossettes intercapillaires régulières, occupées par les corps protoplasmiques et les noyaux de l'endothélium, on voit de larges boucles lâches reproduisant exactement les caractères des capillaires du tissu conjonctif. Parfois, sur les confins d'une nappe de cirrhose et du parenchyme alvéolaire à peu près sain, on constate que la moitié de l'aire d'un alvéole a conservé son réseau fonctionnel, et l'autre moitié a pris un type de capillaires caractéristique du tissu conjonctif. *Or, j'ai pu constater nettement que ces derniers versent leur sang en retour dans les veines bronchiques*, et non plus dans les veinules pulmonaires. Là donc, le sang traverse le parenchyme pulmonaire absolument pour rien. Parti du ventricule droit par l'artère pulmonaire, il revient dans l'oreillette droite par les veines bronchiques. De plus, dans les alvéoles où les capillaires ne présentent plus la disposition normale en réseau fonctionnel, le sang ne se régénère pas au contact de l'oxygène. Dans les alvéoles à moitié transformés, une partie du sang va dans les veines pulmonaires, une autre dans les veines bronchiques. Ces alvéoles *mixtes* donnent eux-mêmes une idée du régime circulatoire désormais introduit dans le poumon. Ce régime comprend dès maintenant un double cycle.

« 1° *Le cycle normal*, représenté par la somme des alvéoles dont le réseau vasculaire fonctionnel ne s'est pas transformé. — Le sang venu du cœur droit subit l'oxygénation dans les capillaires alvéolaires et est ramené à l'oreillette gauche par les veines pulmonaires.

« 2° *Le cycle aberrant*, représenté par la somme des alvéoles dont le réseau vasculaire a pris la forme des réseaux vasculaires du tissu conjonctif, et par la demi-somme des alvéoles mixtes. — Le sang, en passant par le poumon, à peu près annulé au point de vue respiratoire, parti du cœur droit, revient au cœur droit, sans effet utile pour la respiration. »

Si actuellement on veut bien se reporter à la loi du bourgeonnement vasculaire que nous avons suffisamment établie dans un précédent chapitre, on connaîtra le mode suivant lequel s'accomplit la communication des deux réseaux vasculaires du poumon, le réseau nutritif d'une part et le réseau fonctionnel de l'autre. Nous avons ainsi la clef d'un phénomène à coup sûr fort intéressant et dont nous croyons avoir donné ici l'interprétation exacte.

Ainsi donc, la loi des rapports de l'œdème soutenu avec la cirrhose des organes intéressés, est vérifiée pour le cas particulier du poumon, ainsi que nous l'annoncions au début de cet étude. De plus, nous venons de faire voir que la succession d'inflammations subaiguës dont le parenchyme pulmonaire devient le siège dans ce cas, non seulement présente à considérer un mode d'enchaînement continu, mais encore une individualité suffisante pour que l'on puisse affirmer que le processus tout entier possède bien aussi lui un caractère propre, permettant de le reconnaître et de le séparer des autres processus dont le poumon peut devenir le siège. Nous avons pris pour tâche de poursuivre ce processus de l'œdème dans les maladies organiques et chroniques du cœur, pour la simple raison que c'est là qu'il se réalise surtout avec à la fois toute son intensité et toute sa continuité. Nous avons donc toute chance en l'étudiant, d'arriver à dégager dans son sens général la loi de l'évolution de tout œdème chronique. Mais nous n'oublions cependant pas, qu'en réalité, nous n'avons affaire ici qu'à un cas particulier de l'œdème pulmonaire. Il est peu vraisemblable que l'œdème du poumon, quand il est longtemps soutenu chez un albuminurique, chez un malade atteint de cirrhose du foie, diffère très essentiellement, dans son mode d'évolution, de celui qui est le satellite d'une lésion organique du cœur. Avant de rien affirmer, pourtant, une étude de ces cas particuliers est nécessaire; c'est seulement quand on l'aura faite, que, connaissant dès maintenant par l'étude de sa forme majeure, le sens général du processus de l'œdème pulmonaire chronique, on en pourra établir les modalités de détail.

II

Cela posé, terminons cette étude déjà longue par quelques corollaires immédiatement déduits des faits anatomiquement constatés. Il est clair qu'aucune lésion progressive du poumon n'a plus que celles dont la succession constitue le processus de l'œdème chronique d'influence à la fois profonde et progressive sur les fonctions respiratoires, et par suite sur l'organisme entier. Dès son début, et à l'état simplement transsudatif, l'œdème détermine aux points lésés la restriction du champ de l'hématose. L'exsudat annule l'alvéole en l'encombrant d'abord, en disloquant ensuite le revêtement épithélial endothéliforme qui joue dans cet alvéole le rôle de dialyseur. A la période de l'œdème diapédétique et surtout de l'œdème hématique, vient s'ajouter à cette restriction de l'aire respiratoire la perte continue de sang dont l'alvéole devient le siège. Le rôle de cet alvéole est dès lors renversé, puisqu'il est maintenant le lieu d'une perte microscopique, si l'on veut, mais constante de sang au lieu d'être l'agent de la rénovation même par l'oxygène du liquide respiratoire. Et quand, à la période terminale de cirrhose, sur un grand nombre de points, non seulement cette cause de perte subsiste, mais que le cycle aberrant s'est formé; lorsque les réseaux fonctionnels des alvéoles sont raccordés par le bourgeonnement extensif des vaisseaux des bandes de sclérose au système artérioso-veineux nutritif des vaisseaux bronchiques, le poumon voit encore son rôle respiratoire s'atténuer, et ce rôle se trouve en fin de compte amoindri dans des limites beaucoup plus larges qu'on ne saurait le soupçonner de prime abord.

Alors vraiment, et par le fait même des modifications réalisées par l'œdème, l'organisme déjà frappé éprouve une nouvelle atteinte, et de plus en plus profonde. Compromise à la fois au point de vue mécanique et au point de vue chimique, la circulation interstitielle languit. L'anémie se prononce de plus en plus; pas une molécule de l'organisme n'est bonne puisqu'elle ne respire plus normalement. Ainsi s'expliquent ces faits d'arrêts de croissance sur lesquels M. le professeur Renaut a insisté et que l'on trouve surtout développés hautement chez les jeunes sujets porteurs d'une sténose mitrale accusée. Nombre de phénomènes soit d'ordre trophique, soit d'ordre nerveux, et qu'on observe souvent sans s'y beaucoup arrêter au cours de l'œdème chronique d'origine cardiaque, ressortissent peut-être à cette lésion, dont les conséquences sont en réalité si graves, tandis qu'elle-même n'a guère été jusqu'ici l'objet de l'attention du médecin, sinon en tant que constituant une sorte d'épiphénomène épisodique des cardiopathies chroniques.

Nous ne pouvons ici que signaler ces problèmes cliniques, sans même les pouvoir poser. Notre tâche est, en effet, toute anatomo-pathologique, et nous croyons l'avoir remplie, en soumettant aux explorateurs de l'avenir la série de jalons que nous avons posée, en plaçant dans leur ordre successif et dans leurs relations réciproques, les diverses phases dont le processus de l'œdème pulmonaire chronique semble se composer.

PIÈCES JUSTIFICATIVES

Nous publions, sous ce titre, quelques observations résumées des malades qui nous ont fourni les matériaux les plus importants de notre travail; celles seulement dont les préparations ont été figurées sur notre planche :

OBSERVATION I

(Due à l'obligeance du Docteur Leclerc, chef de clinique médicale.)

Rétrécissement mitral, accompagné de rétrécissement tricuspidien.

R. Claude, guimpier, entre pour la troisième fois à l'Hôtel-Dieu, salle Sainte-Elisabeth, n° 33, dans le service de M. le professeur Lépine, le 18 mars 1887.

Rien du côté de l'hérédité. Jamais de rhumatisme; fièvre typhoïde à l'âge de 9 ans et quelques accès de fièvre intermittente pendant la convalescence. Depuis 2 ans, dyspnée, toux, palpitations. Anasarque pour la première fois, il y a six mois, et premier séjour à l'hôpital, d'où il sortit un peu amélioré.

Après un refroidissement, son état s'aggrave, et il rentre de nouveau à la clinique, dans l'état suivant : orthopnée, cyanose, teinte ictérique, œdème et ascite. Gonflement du corps thyroïde : pas de pouls veineux ; douleurs assez vives à l'hypochondre droit.

depuis quelques mois ; le foie est volumineux ; pas de développement exagéré des veines des parois abdominales. Sonorité thoracique normale en arrière ; quelques râles humides très rares aux deux bases ; crachats muqueux striés de sang. Urines rares, foncées, non albumineuses, renfermant beaucoup de pigment biliaire. Pouls petit, régulier, 116. Impulsion cardiaque moyenne; la pointe bat à trois travers de doigts en dessous et en dehors de la ligne mamelonnaire : à la palpation, frémissement systolique assez intense avec maximum à la pointe. A ce niveau, à l'auscultation bruit diastolique et présystolique, suivi d'un souffle systolique intense et un peu râpeux ; ce souffle s'entend dans toute la région précordiale, même à la base ; toutefois il ne se propage pas dans les gros vaisseaux.

22 *mars*. — Oppression plus forte, crachats moitié sanglants, moitié purulents. Râles sibilants et humides, des deux côtés, dans toute la hauteur. Suffusions sanguines au scrotum. Taches purpuriques très larges sur les parois abdominales ; taches de même nature, mais plus fines sur le thorax et les membres supérieurs. Insomnie et agitation.

Mêmes symptômes à l'auscultation du cœur.

23 *mars*. — Crachats sanguins plus homogènes. Râles crépitants à la base gauche. Les suffusions sanguines de la peau augmentent. Un peu d'albumine dans les urines. A partir de ce jour, l'état s'aggrave de plus en plus ; eschare fessière. Le 28 mars, le malade est en proie à une dyspnée et une agitation extrême, qui se terminent par une mort brusque, sans agonie. Le diagnostic était : maladie mitrale avec hypertrophie du foie. Infarctus du poumon gauche.

Autopsie. — Ascite. — Cœur, 400 gr. ; oreillette gauche dilatée ; rétrécissement mitral considérable, mais les parois de l'orifice sont relativement souples ; pas d'athérome ; pas d'insuffisance aortique, mais les valvules sont épaissies. Dilatation énorme de l'oreillette droite ; rétrécissement tricuspidien. Ventricule droit très hypertrophié ; orifice pulmonaire normal. Foie gros, 1700 gr., dur, un peu granuleux, congestionné. Le poumon droit est presque entièrement carnifié, le gauche est moins congestionné, mais il présente un infarctus à la base.

Reins congestionnés.

OBSERVATION II

(Publiée dans le *Lyon Médical* du 6 février 1887. — Résumé dû à l'obligeance de notre collègue et ami, M. Bertoye.)

Marcelle F..., 14 ans, passementière.

Au mois de juin 1886, cette jeune fille qui habitait un appartement humide, contracta un rhumatisme articulaire subaigu généralisé.

Le 2 *août* 1886, elle entra dans le service de M. le professeur Perroud, à cause d'une nouvelle poussée de rhumatisme, qui atteint les gaînes tendineuses des extenseurs des mains. L'examen du cœur, du poumon, des urines est négatif. L'anémie et l'émaciation sont considérables.

8 *août*. — Nouvelle poussée de rhumatisme. Léger souffle systolique à la pointe.

16 *août*. — Nombreux nodules de Meynet. Souffle cardiaque de plus en plus marqué.

7 *novembre*. — Depuis le mois d'août, pas de nouvelles poussées de rhumatisme, apparitions de palpitations, de crises dyspnéiques, surtout nocturnes, de douleurs rétrosternales. Persistance des souffles cardiaques. — Sortie de la malade.

14 *décembre.* — Rentrée de la malade à l'hôpital. Elle présente les signes d'une bronchite légère avec gros râles disséminés dans tout le poumon, et râles sous-crépitants fins, localisés dans les bases. Le cœur est très hypertrophié ; ses battements sont un peu irréguliers ; le souffle prolongé de la pointe a augmenté de rudesse. Nouvelle poussée de nodules de Meynet. Pas d'œdème. Pas d'albuminurie.

31 *décembre.* — Mêmes signes physiques du côté du cœur. Réapparition des sympômes pulmonaires.

21 *février* 1887. — Depuis trois jours, élévation de température atteignant 40° le soir, toux, expectoration banale, peu d'oppression, quelques râles disséminés dans les poumons, frottement péricardique, palpitations, albuminurie légère, vomissements.

6 *mars.* — Après quelques jours pendant lesquels la malade s'est améliorée, subitement elle présente une dyspnée considérable, de la matité, du souffle, de la bronchophonie à la base droite, de la bouffissure de la face, des vomissements.

25 *mars.* — Depuis le 6 mars l'état de la malade n'a pas cessé d'empirer, malgré la disparition de la fièvre. L'œdème a envahi les membres inférieurs et les grandes lèvres. L'oppression est considérable. Les vomissements sont incoërcibles. Depuis hier rejet par la bouche d'une quantité notable de sang, tantôt rouge et spumeux, tantôt noir et boueux. Aux deux bases, matité et silence respiratoire. Dans tout le poumon droit, râles sous-crépitants fins.

29 *mars.* — Persistance des vomissements de sang. Aggravation de l'oppression. Pouls de plus en plus misérable. Extension de l'œdème à l'abdomen et aux membres supérieurs. Mêmes signes physiques au niveau du poumon.

30 *mars.* — Mort dans la nuit.

Autopsie. — Signe de péricardite récente. Cœur volumineux, en besace. Orifice mitral en infundibulum. Valvules mitrales épaissies, présentant des guirlandes de végétations. Orifice tricuspide légèrement dilaté.

Plèvres adhérentes par places, surtout à gauche.

Poumon droit, présentant dans toute sa hauteur une couleur rouge-brun, une consistance pâteuse, un tissu bavant sous la coupe, des bronches rouges épaissies, encombrées de mucosité et possédant quelques noyaux d'apoplexie pulmonaire. Poumon gauche moins congestionné et moins œdémateux.

Reins plus rouges que d'habitude.

Rate diffluente.

OBSERVATION III

Extraite du travail de M. Renaut.

Virginie D... entre dans le service de M. le professeur Renaut, à l'hôpital de la Croix-Rousse, avec les signes classiques d'un rétrécissement mitral pur.

Première atteinte de rhumatisme polyarticulaire aigu à l'âge de 14 ans, suivie par intervalle de trois rechutes exagérant chacune, par des retours d'endocardite, la sténose mitrale en cours d'évolution déjà.

La malade fait un séjour de trois ans dans le service, sans jamais d'anasarque, ni de tuméfaction du foie, ni enfin d'albuminurie d'origine cardiaque. De temps en temps, des œdèmes pulmonaires plus ou moins intenses survenaient, souvent accompagnés d'expectoration spumeuse et rosée. Puis, au mois de septembre 1884, une dyspnée continue, formidable, même en l'absence des poussées œdématiques du poumon, s'établit à demeure; avec une tachycardie énorme, montant parfois à 160 ou 180 pulsations par minute.

La malade meurt à la fin de novembre avec ces symptômes, et, à l'autopsie, on trouve un rétrécissement mitral pur, et, dans l'oreillette gauche énorme, atteinte d'endocardite chronique, ancienne et diffuse, un caillot très ancien, libre, comme un grelot, et du volume d'un petit œuf de poule. — Sauf aux sommets, les deux poumons étaient le siège d'une induration diffuse. À la coupe, on observe, par places, des noyaux diffus durs; aux bases, une série de nappes d'induration brunes, puis, par places encore, des points d'apoplexie diffuse. — Les lésions histologiques ont été décrites ailleurs.

INDEX BIBLIOGRAPHIQUE

ANDRAL. — *Clin. méd.*, t. II. — *Anat. pat.*, t. I, 1829.

BÉHIER et HARDY. — *Pat. int.*, 1855.

BIRCH-HIRSCHFELD. — *Lehrburg du Path. anat.*, 1877.

BOURGEOIS. — *Congestion pulmonaire*. Th. Paris, 1870.

BOY-TEISSIER. — *Poumon cardiaque*. Th. Lyon, 1883.

CHARCOT. — *Rev. de Médecine*, t. II, p. 776.

COHNHEIM. — Vorles. d. allgem. *(Pathologie*, 1879).

COHNHEIM et LICHTHEIM-VIRCHOW'S. — *Archiv.*, t. LXIX.

COLLIN. — *Congestion pulmon. arthritique*. Paris, 1874.

CORNIL et RANVIER. — *Histol. path.*, 2me édition.

CRUVEILHIER. — *Anat. path.*, t. IV, 1862.

DUBOIS (d'Amiens). — *Préleçons de path. expér.*, 1841.

DUGUET. — *De l'apoplexie pulmonaire*. Th. agrég., 1872.

FOURNET. — *Recherches clin. sur l'auscultation*, 1883.

GRISOLLE. — *Path. int.*

HERTZ. — Krankeiten des respirations apparates *(Handb. der spec. Path. und Therapie v. Ziemnen*, band V).

ISAMBERT et ROBIN. — Mémoire sur l'induration pulmonaire *(Soc. biologie*, 1855.)

LAENNEC. — *Traité de l'auscultation médiate*, 1826.

LEGENDRE et BAILLY. — *Arch. médec.*, 1841.

LICHTHEIM. — *Die Störungen des Lungenkreislaufs*. Berlin, 1876.

MERCIER. — *Œdème pulmonaire*, 1876.

MONNERET. — *Traité élém. path. int.*, 1864.

NIEMEYER. — *Elém. de path. et de thérapeutique.*

OPPOLZER. — Ueber Lungenödem *(Allgem Wiener med. Zeit.*, 1860).

QUEYRAT. — Congestion pulmonaire *(Revue méd.*, 1885).

RINDFLEISCH. — *Histologie path.*, 2me éd., 1873.

RENAUT. — *Province méd.*, nos 1 et 2. — Circulation pulmonaire dans le rétrécissement mitral. — Contribution à l'étude anatomique et clinique de l'érysipèle et des œdèmes lymph. Th. Paris, 1875.

ROKITANSKY. — *Lehrburg der path. anat.* Wiener, 1855.

STRÜMPELL. — Primäres acutes Lungenödem mit rasch tödtlichem Verlauf *(Arch. d. Heilkunde*, 1877).

WELCH. — Zür pathologie der Lungenödems *(Arch. Wirchow*, 1878).

WIRCHOW. — *Archiw f. path. anat.*, 1847.

WOILLEZ. — *Traité des mal. aig, des voies respirat.*, 1872. — *Arch. méd.*, 1854 et 1866.

ZIEGLER. — *Lehrburg der path. anat.* — *Passim.*

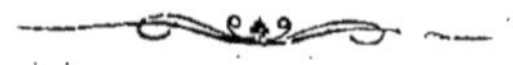

TABLE DES MATIÈRES

De l'œdème pulmonaire aigu congestif

SOMMAIRE : Exemple de cette forme rare et encore peu connue; étude histologique —Exsudat de l'œdème aigu; absence de fibrine, innombrables globules blancs; présence exceptionnelle des globules rouges. — Effets de l'œdème congestif sur la paroi alvéolaire, action traumatique : rupture des parois alvéolaires par distention subite et forcée: anémie par contre-pression subite des capillaires alvéolaires; dans les limites de la lésion, le réseau fonctionnel est exsangue. — Enlèvement total de l'endothélium alvéolaire, distention et développement des espaces lymphatiques interlobulaires.

De l'œdème transsudatif d'origine cardiaque et de ses effets sur l'alvéole pulmonaire

SOMMAIRE : Etude de l'œdème transsudatif du poumon. — Les conditions de son existence réalisées au maximum dans les deux rétrécissements des deux orifices. — Œdème latent transsudatif; œdème transsudatif soutenu.— Effets de l'œdème soutenu sur l'alvéole,lésions de l'endothélium : double mouvement de retour à l'état embryonnaire et de reproduction de la ligne endothéliale. — Effets sur le tissu connectif modelé : inflammation productive subaiguë des parties connectives, ouverture et engorgement des voies lymphatiques canaliculées. — Première vérification de la loi des rapports de l'œdème avec la sclérose pulmonaire. — Végétation des vaisseaux des parties connectives du lobule, ces vaisseaux végètent par bourgeonnement, loi du bourgeonnement vasculaire au sein du tissu connectif modelé à l'état embryonnaire. — Effets de l'œdème transsudatif sur les parois vasculaires, expériences de Tarchanoff.— Apparition dans ce stade des trois termes majeurs de l'équation cirrhotique (sclérose, bourgeonnement vasculaire extensif, exagération de la diapédèse).

L'œdème diapédétique dans le poumon et ses premières conséquences

SOMMAIRE : Ses caractères. — L'évolution pigmentaire, la cellule rouge — La cellule rouge géante (le corps étranger pigmentaire). — Justification de l'hypothèse de Boy. — Leucocytose interstitielle, son rôle dans la chambre alvéolaire. — Ce que deviennent dans ces conditions les fibres élastiques. — Diminution de nombre. — Rupture. — Marche vers la dégradation de l'alvéole.

Lyon. — Imp. J. Gallet, rue de la Poulaillerie, 2

BIBLIOTHEQUE NATIONALE DE FRANCE
3 7531 04126161 2

www.ingramcontent.com/pod-product-compliance
Ingram Content Group UK Ltd.
Pitfield, Milton Keynes, MK11 3LW, UK
UKHW020157200726
13856UKWH00003B/1049